AF476638

LEÇONS

FAITES AU COLLÉGE DE FRANCE

PENDANT LE SEMESTRE D'HIVER

(1851-52),

PAR M. MAGENDIE,

Commandeur de la Légion-d'Honneur,
Médecin honoraire de l'Hôtel-Dieu, professeur de médecine au Collége de France,
Membre de l'Institut et de l'Académie nationale de médecine,
Président de la commission d'hygiène hippique près le ministère de la guerre,
Président du Comité consultatif d'hygiène publique près le ministère de l'intérieur, etc.;

RECUEILLIES ET ANALYSÉES

PAR LE DOCTEUR

V.-A. FAUCONNEAU-DUFRESNE,

Chevalier de la Légion-d'Honneur,
Médecin des épidémies, des Bureaux de bienfaisance et des Crèches,
Membre de la Société de médecine de Paris, etc.

Publications de **L'UNION MÉDICALE.**

PARIS,

TYPOGRAPHIE FÉLIX MALTESTE ET Ce,

Rue des Deux-Portes-Saint-Sauveur, 22.

—

1852

TABLE.

1re PARTIE. Considérations sur la coagulation du sang 5

2me PARTIE. Considérations et expériences à propos des maladies contagieuses 12

3me PARTIE. Études et expériences concernant l'influence du régime sur la composition du sang 25

1re série d'expériences 26

2me *id.* 29

3me *id.* 36

4me *id.* 39

5me *id.* 42

4me PARTIE. Du contact des diverses substances médicamenteuses avec le sang et les autres liquides animaux, ainsi qu'avec plusieurs substances organiques 44

§ I. Du contact de l'iode avec le sang, les autres liqueurs animales et diverses substances végétales 47

§ II. Du contact du fer avec le sang et quelques autres liqueurs de l'économie 55

§ III. Du contact des sels d'argent, de plomb et d'or avec le sérum du sang 57

§ IV. Du contact du brôme et du chlore avec le sérum du sang 59

§ V. Du contact des alcalis avec le sang 62

APPENDICE 65

LEÇONS

FAITES AU COLLÉGE DE FRANCE

PENDANT LE SEMESTRE D'HIVER

(1851-52),

PAR M. MAGENDIE,

Commandeur de la Légion-d'Honneur,
Médecin honoraire de l'Hôtel-Dieu, professeur de médecine au Collége de France,
Membre de l'Institut et de l'Académie nationale de médecine,
Président de la commission d'hygiène hippique près le ministère de la guerre,
Président du Comité consultatif d'hygiène publique près le ministère de l'intérieur, etc.,

RECUEILLIES ET ANALYSÉES

PAR LE DOCTEUR

V.-A. FAUCONNEAU-DUFRESNE,

Chevalier de la Légion-d'Honneur,
Médecin des épidémies, des Bureaux de bienfaisance et des Crèches,
Membre de la Société de médecine de Paris, etc.

PARIS,

TYPOGRAPHIE ET LITHOGRAPHIE FÉLIX MALTESTE ET Ce,
Rue des Deux-Portes-Saint-Sauveur, 22.

1852

Publications de L'UNION MÉDICALE, année 1852.

LEÇONS

FAITES AU COLLÉGE DE FRANCE,

PENDANT LE SEMESTRE D'HIVER (1851-52),

PAR M. MAGENDIE.

Nous avons déjà publié (1) le discours par lequel M. Magendie a inauguré l'ouverture de ses leçons du semestre d'hiver au collége de France. Nous en commençons aujourd'hui l'analyse. Il est à regretter qu'on ne puisse les présenter telles qu'elles ont été faites, car le lecteur aurait été plus vivement frappé de leur originalité et des résultats saisissans dont elles sont suivies. Mais cet enseignement étant toujours une étude nouvelle, étude complétée par des expériences sur lesquelles il faut souvent revenir, nous nous serions exposé à des répétitions que notre genre de publication ne peut comporter.

On se souvient que, dans le cours de ce semestre, M. Magendie devait traiter des maladies contagieuses, des mesures sanitaires et de la toxicologie expérimentale. Les deux premiers sujets, comme on l'a vu, étaient de circonstance; on ne devait pas, toutefois, s'attendre à ce qu'ils fussent abordés par l'érudition, ni par le même côté que la conférence sanitaire internationale. L'étude du sang ayant été une des grandes occupations de la vie de ce célèbre professeur, c'est sur ce terrain qu'il a voulu rencontrer les questions relatives aux maladies contagieuses. Il aime à redire que, par l'état de ce liquide, on peut reconnaître quel est celui des organes, et, par les symptômes morbides ou les lésions organiques, quel doit être l'état du sang.

Convaincu que, dans la plupart des maladies, le sang est altéré, il

---

(1) Voir l'UNION MÉDICALE des 3 et 6 Janvier 1852.

veut constater quelles sont ces altérations : bien plus, il cherche, par toutes les ressources de la physiologie expérimentale, à déterminer, chez les animaux, ces mêmes altérations. On va voir avec quelle ténacité, avec quelle quantité de moyens, cette voie si féconde en découvertes a été explorée par lui. Emissions sanguines réitérées, régimes variés, abstinence prolongée, défibrination du sang, introduction dans ce liquide de matières putrides, d'alcalis, de substances diverses, de sang altéré de plusieurs façons, contact de substances médicamenteuses avec le sang et les autres liquides de l'économie, etc., etc., telles sont les expériences qu'il a faites devant son auditoire, expériences par lesquelles il aspire à poser les fondemens d'une science nouvelle et qu'on pourrait appeler la *chimie physiologique*.

Selon M. Magendie, les faits instruisant bien plus que les plus belles expositions théoriques, et les données qui pénètrent par les sens restant toujours gravées dans l'esprit, il ne manque jamais de prouver ses assertions par des expériences. Une expérience improvisée vient-elle détruire une idée préconçue ou une observation antérieure, loin de s'en contrarier, il se félicite de l'essai qu'il vient de faire et il en tire la conséquence que, dans toutes les recherches, une expérimentation répétée doit constamment apporter son contrôle. C'est ainsi qu'une foule de sujets obscurs ou totalement inconnus, se sont trouvés éclaircis, après avoir été soumis publiquement à l'épreuve de ses expériences. Il faut avoir suivi ce cours du collége de France, pour savoir tout ce qu'une semblable hardiesse amène de surprises, de découvertes inattendues et aussi de désappointemens; mais il est curieux également d'être témoin du sangfroid et de l'habileté avec lesquels le professeur, habitué à toutes les difficultés de son art, sait surmonter les obstacles, en tirer des déductions instructives ou des sujets de recherches nouvelles.

On comprendra qu'en procédant de la sorte, il lui soit difficile de s'astreindre à une grande régularité. Qui pourrait s'en plaindre, quand la science y trouve son profit? Toutefois, tous les points du programme annoncé ont été parcourus; mais il nous faut, pour exposer ces savantes leçons, créer nous-même un ordre particulier afin de réunir les sujets analogues dont il a été question à plusieurs reprises. Une *première partie* comprendra *des considérations sur la coagulation du sang*; une *seconde* des *considérations et* des *expériences à propos des maladies contagieuses*; une *troisième* des *études et* des *expériences concernant l'influence du régime sur la composition du sang*; enfin, la *quatrième partie* traitera du *contact de diverses substances médicamenteuses sur le sang, et quelques autres liquides animaux.* Sous ces quatre chefs, nous espérons pouvoir ranger tout ce que, dans l'enseignement de ce semestre, l'illustre physiologiste a dit d'essentiel et de nouveau.

PREMIÈRE PARTIE.

CONSIDÉRATIONS SUR LA COAGULATION DU SANG.

Rien n'est plus digne d'admiration que la manière dont s'exécute la circulation du sang. L'hydraulique moderne, cette science si perfectionnée, ne saurait rien produire d'aussi parfait et d'aussi varié; elle ne fera jamais une machine qui fonctionne sans cesse et qui peut durer plus d'un siècle sans jamais interrompre son mouvement.

Il ne suffisait pas de découvrir, comme Harvey l'a fait, que le sang se meut en cercle, et qu'il est porté à toutes les extrémités du corps pour revenir à son point de départ; il fallait en établir le mécanisme, en apprécier toutes les nuances et en faire ressortir les innombrables résultats. M. Magendie, dans toute sa carrière, n'a presque jamais cessé de s'occuper de cette étude. On peut dire que, avant lui, on ne comprenait pas les merveilleuses dispositions physiques de l'appareil circulatoire et surtout les relations qui existent entre les appareils capillaires et les propriétés du sang.

La plus importante de ces propriétés est *celle qu'a ce liquide de se coaguler*. C'est à cette faculté qu'il doit son pouvoir réparateur. Dans les blessures légères, il ne faut qu'un contact de vingt-quatre heures pour que les vaisseaux se reprennent et que le cours du sang soit rétabli. Quelque chose d'analogue se passe dans des vaisseaux plus volumineux, pourvu que l'effort du liquide ne soit pas trop considérable.

L'*artère*, dans les blessures de laquelle la coagulation sanguine joue un si grand rôle, *est un tuyau élastique.* Le sang y est poussé d'une manière alternative, par les contractions successives du cœur. Pour cela, il existe à cet organe des valvules qui agissent comme des soupapes. Cette impulsion du cœur n'est très sensible que dans les vaisseaux artériels d'un certain volume; le jet saccadé qui l'indique ne se retrouve plus dans les petits vaisseaux; la marche du sang y est devenue continue. Cette transformation de mouvement est vulgaire en mécanique; on sait que, dans certains instrumens très usuels, on change facilement un jet alternatif en un jet continu, en y adaptant un réservoir rempli d'air, qui agit par son élasticité, lorsque la pression de la pompe est suspendue. Il y a très longtemps que, dans un mémoire spécial, M. Magendie a prouvé que la continuité, dans le cours du sang, malgré l'impulsion alternative du cœur, tenait à l'élasticité des artères. Dans les très petits vaisseaux les deux causes s'affaiblissent, et leur combinaison devenant plus intime, c'est ce qui fait que le cours du sang prend graduellement une marche uniforme.

Les *vaisseaux artériels* sont *constitués par plusieurs membranes*: la moyenne, formée de tissu jaune, est très élastique; l'interne lisse, un peu huileuse, rend le passage du sang très facile; l'externe est due au tissu cellulaire plus ou moins épais qui enveloppe l'artère; de minutieux anatomistes, en Allemagne, ont compté, sans raison, jusqu'à sept tuniques celluleuses. C'est dans ce tissu cellulaire que s'épanche et s'imbibe le sang lorsqu'une artère a été blessée, car ce tissu ne se rétracte pas comme les deux autres tuniques. Le sang, ainsi arrêté, se coagule, forme une masse considérable à l'ouverture du vaisseau et la bouche graduellement. M. Magendie présente une pièce où l'on peut parfaitement constater ce phénomène. Aussi lorsqu'on met le doigt sur une artère blessée, et qu'on sent cette masse, il faut bien se garder de la détruire, puisqu'elle est destinée à arrêter l'hémorrhagie. Les couches intérieures de tissu cellulaire, rapprochées, prennent, au contact de la lumière, une teinte violacée et brillante; la même chose se voit dans les petites artères, mais d'une manière moins prononcée. Quelquefois, au milieu du sang épanché, il se forme une sorte de *cratère*, résultat de la force impulsive du sang; ce cratère diminue peu à peu et l'artère finit pas se boucher, en mettant un terme définitif à à l'hémorrhagie.

M. Amussat a étudié ces curieux phénomènes sous le rapport chirurgical; et M. Magendie montre une série de peintures, qui lui ont été prêtées par cet habile chirurgien et où ils sont représentés dans tous leurs détails. M. Amussat en a même tiré une *règle pour les opérations;* c'est que, pour trouver les artérioles qu'on veut lier, on peut les reconnaître au petit caillot qui ne manque pas de se former à leur extrémité.

M. Magendie prend un *nouvel exemple* dans ce qu'on observe chez les animaux sacrifiés pour l'alimentation des hommes. Il raconte que l'usage, dans nos abattoirs, est, après avoir assommé les bœufs, de les juguler et de presser sur les vaisseaux, jusqu'à ce que le sang soit sorti en assez grande quantité pour éteindre la vie; mais qu'il n'en est pas de même dans la religion judaïque : les pieds du bœuf reçoivent des entraves qu'on rapproche au moyen d'un moulinet, de manière à faire tomber cet animal ; on l'enlève ensuite et on le place sur une table, le cou horizontalement étendu. C'est alors que le sacrificateur tranche transversalement avec un damas, selon l'antique et religieux usage, ayant grand soin de ne pas atteindre la colonne vertébrale. Le sang qui s'écoule fait périr le bœuf d'hémorrhagie ; cependant il arrive fréquemment, malgré le volume des vaisseaux ouverts, que le *sang* se coagule au point que son écoulement *s'arrêterait si l'on n'enlevait pas les caillots.* Ceci arrive également chez les moutons qu'on égorge. Cette puissance de coagulation est encore plus remarquable chez les oiseaux ; l'ouverture de l'artère crurale ne suffit jamais pour amener la perte complète de leur sang ; il faut couper à la fois plusieurs gros vaisseaux pour les faire mourir.

Ce qui vient d'être dit pour les artères, a lieu également, quoique d'une manière infiniment moins prononcée, pour les veines. C'est toujours un caillot obturateur qui est le moyen de guérison de leurs plaies.

Le *phénomène* si remarquable, si capital de la *coagulation du sang*, tient à l'un des principes de ce liquide, *à la fibrine.* Elle n'est pas visible dans le sang en circulation, y étant dissoute ; mais, dès que celui-ci est sorti de ses vaisseaux, elle se solidifie et prend des formes diverses suivant la condition où elle se trouvait. Souvent le sang ne présente qu'une masse solide, uniforme et foncée en couleur ; souvent aussi on y remarque un tissu à cellules à formes irrégulières ; les filamens qui constituent cette masse deviennent plus apparens par l'addition d'une certaine quantité d'eau sucrée.

Dans beaucoup de maladies cet important élément du sang est altéré. Il s'altère surtout lorsqu'on soumet un animal à de fréquentes émissions sanguines, et la même chose a lieu, dans l'espèce humaine, chez les personnes auxquelles on pratique une trop grande quantité de saignées. Des expériences et des observations vont venir à l'appui de cette assertion.

Si l'on saigne un animal tous les deux ou trois jours et qu'on le nourrisse pour éviter toute autre influence, *la proportion de fibrine va en augmentant*, mais elle change de nature ; elle se rapproche de l'albumine. On sait qu'il y a peu de différences chimiques entre la fibrine et l'albumine. Dans la chimie active et mystérieuse du sang, l'une de ces substances peut facilement se transformer dans l'autre. On remarque également chez l'homme que le caillot augmente après la première saignée.

M. Magendie se livre à une *discussion sur l'utilité et le danger de la saignée.* Sans nier absolument qu'elle puisse être favorable dans les cas de plénitude sanguine ou dans certaines maladies très aiguës, il élève plus que des doutes sur son utilité en général. Il cite un praticien célèbre de Vienne, en Autriche, qui ne saigne jamais ses malades. Lui-même, pendant douze ans, n'a pas prescrit une seule saignée dans ses salles de l'Hôtel-Dieu, et sa pratique n'avait pas de résultat plus défavorable que celui de ses collègues, si toutefois il n'était meilleur. Le mieux qu'on observe à la suite de la saignée arriverait également sans elle. C'est surtout par la durée de la convalescence que l'on apprécie les bons effets de l'abstention des nombreuses émissions sanguines. Leur fatal effet est aujourd'hui bien constaté.

On se souvient de l'abus qui a été fait de la saignée et des sangsues pendant le règne de la doctrine dite *physiologique*. Le professeur rapporte à ce sujet une *observation vraiment remarquable* et bien propre à montrer tout ce qui peut résulter de fâcheux des pertes de sang trop réitérées. Il donne ses soins à une dame fort connue dans le grand monde, la princesse ***, ancienne cliente de Broussais, qui, malgré tout ce qu'on peut lui dire, s'obstine à se faire saigner. Depuis trente ans, peut-être, on lui tire du sang tous les deux mois, à peu près ; une petite quantité, il est vrai (3 à 400 grammes). Elle est aujourd'hui dans un état d'anémie des plus prononcés ; sa peau est d'un blanc opalin ; elle n'a presque pas de pouls, cependant la circulation se fait régulièrement. Sa faiblesse est telle, qu'elle peut à peine marcher. On a beau chercher à lui prouver qu'elle manque plutôt de sang que d'en avoir trop, elle ne s'en figure pas moins que ce liquide se porte vers la tête, qu'elle est sous le coup d'une menace d'apoplexie. Son imagination s'exalte à en devenir tout à fait déraisonnable, et, malgré les résistances qu'on lui oppose, il faut finir par céder. M. Magendie a fait apporter à son cours le produit des deux dernières saignées qui lui ont été pratiquées. Au fond du verre, on aperçoit un tout petit caillot décoloré, mal concrété, inégal, déchiqueté ; le reste est du sérum. L'*analyse de ce sang*, faite par M. Leconte, préparateur du cours, et dont M. Magendie se plaît à louer l'habileté dans l'art difficile des analyses des matières organiques, a donné les résultats suivans, que l'on voit en regard de ceux d'un sang normal :

	Sang de la princesse de ***.		Sang normal de femme.
	—		—
Albumine et sels.	65,43	—	70,00
Globules.	57,60	—	127,00
Fibrine.	2,46	—	2,20
Eau.	874,51	—	800,80
	1000,00	—	1000,00

N'est-il pas extraordinaire qu'on trouve encore dans un sang aussi détérioré autant d'élémens solides ? La quantité de l'albumine et des sels est peu différente de l'état normal, mais les globules ont beaucoup diminué ; la fibrine a un peu augmenté. On peut justement s'étonner de la persistance de la composition chimique de ce sang, avec des apparences aussi dissemblables de l'état normal. La principale différence porte sur les globules.

Lorsque, chez cette dame, la saignée est un peu exagérée, il se produit des épanchemens séreux dans diverses cavités ; peu à peu ils se dissipent. Les actes qui tiennent à la coagulation sont presque impossibles à accomplir. La moindre coupure, une piqûre d'épingle même, ne se ferme qu'avec la plus grande difficulté ; il faut cautériser, avoir recours à toutes sortes de procédés pour arrêter l'écoulement du sang, et un temps fort long est nécessaire pour en obtenir la guérison. Une fois, pour une névralgie, on eut le malheur d'appliquer un vésicatoire dans le but d'administrer un sel de morphine par la méthode endermique ; on ne put le cicatriser qu'au bout de plusieurs années, et cependant un chirurgien habile et attentionné, M. Jules Cloquet, n'avait cessé d'y mettre tous ses soins. Il ne se formait pas de ces lames albumineuses, de ces bourgeons charnus qui finissent par se recouvrir d'épiderme.

La vie de cette dame est vraiment digne de fixer l'attention d'un physiologiste. L'état de son sang peut être comparé à celui des animaux soumis à certaines expériences, lorsque, par exemple, on a alcalinisé leur sang ou qu'on l'a défibriné. Chez eux, dans ce cas, les cicatrices aussi ne se forment pas, les hémorrhagies persistent jusqu'à la mort. C'est une des conséquences les plus fâcheuses de cet état du sang.

Le phénomène de la coagulation du sang avait frappé de tout temps les médecins. Un écrivain célèbre, Bordeu, en raison de cette propriété, avait appelé ce fluide *chair coulante*. Cette expression a fait fortune et a été mille fois répétée. La comparaison venait sans doute encore de ce que, en battant le sang avec un petit balai, comme le font les charcutiers, ou en agitant longtemps ce liquide, moyen qui est plus commode, on sépare la fibrine, laquelle se montre alors sous forme de filamens ou de fibres blanchâtres, élastiques et résistantes.

Selon M. Magendie, il n'y a *aucune raison d'appeler ainsi le sang;* car, si au lieu de se contenter des apparences, on veut chercher expérimentalement des différences, on trouvera, d'abord, que si on met la fibrine dans l'eau oxygénée, cette eau se décompose comme si on y avait mis un morceau d'éponge de platine. Mais la plus remarquable différence, c'est que *la chair musculaire nourrit parfaitement les animaux, tandis qu'il est bien loin d'en être de même de la fibrine du sang.* Chose singulière! Les chiens mangeaient volontiers ce produit; ils en mangeaient même beaucoup. Pendant un mois, ils en consommaient par jour plusieurs kilogrammes. Il se formait du chyle, parce que la fibrine contient des matières grasses; cependant il survenait des signes d'inanition, et l'on était obligé de reconnaître que, malgré que cette alimentation fût digérée, elle ne nourrissait presque pas, et que, quoiqu'elle fût azotée, elle ne pouvait être considérée comme un aliment. Cela ne suffit-il pas pour établir une différence très essentielle entre la fibrine du sang et la fibre musculaire?

On sait qu'il y a 25 ou 30 ans, on s'est également beaucoup occupé, à l'Académie des sciences, des *propriétés nutritives de la gélatine*; on voulait nourrir les pauvres avec cette subtance; on disait qu'un os valait de la viande. L'expérimentation a dû être appelée à décider la question. Tandis que les chiens nourris avec une petite quantité de chair, crue ou cuite, vivaient très bien, ils dépérissaient et mouraient si on ne leur donnait que de la gélatine, même agréablement assaisonnée.

Les choses n'en restèrent pas là. Il y avait, dans la commission, d'illustres savans, MM. Thénard, Dumas, qui considérèrent la question sous le point de vue chimique. Cette différence d'action nutritive, se dirent-ils, ne tiendrait-elle pas à ce que la fibrine se trouve dépourvue des sels du sang, de la partie aromatique de cette liqueur, connue sous le nom d'osmazôme? On fit alors cuire la fibrine dans du bouillon de viande, ce qui constitua un mets excellent et vraiment digne de la table d'un gourmand. On pouvait le comparer à un macaroni, à un potage; chacun s'empressait d'en goûter. Les chiens mangeaient cette préparation avec avidité et en grande quantité; mais, au bout d'un mois environ, on voyait survenir les mêmes symptômes d'inanition, l'émaciation, et la mort finissait par arriver. Ainsi, la fibrine, même associée aux parties salines et aromatiques du sang, n'est pas nutritive et ne peut soutenir l'existence. Si donc les théories sont utiles, il est évident qu'il faut que l'expérience juge en dernier ressort.

Non seulement il y a une grande différence entre *la fibrine du sang et la fibre musculaire*, mais on peut affirmer encore que *ce n'est pas la première qui produit la seconde.* Au contraire même, on prouve expérimentalement que, dans des circonstances données, la fibrine s'augmente aux dépens de la fibre musculaire. Dans l'épidémie des bêtes bovines, dont il sera question dans la seconde partie de cette analyse, le sang était devenu peu coagulable par la diminution dans la proportion de la fibrine, et cependant l'animal, enlevé souvent en peu de jours, avait son système musculaire intact. Bien plus, on va voir que la fibrine augmente à mesure que la fibre musculaire diminue. Si l'on fait une saignée à un cheval et que l'on extraie la fibrine du sang tiré; si ensuite on injecte ce sang dans la même veine, on trouve, dans une nouvelle saignée pratiquée le surlendemain que la fibrine est augmentée. Qu'on continue, tous les jours ou tous les deux jours, à saigner l'animal et à lui restituer son sang défibriné, et, au bout de quinze jours, vers la dixième saignée, on trouvera que la proportion de la fibrine a décuplé, non seulement en volume, mais encore en poids. Pendant ce temps, le cheval maigrit, s'émacie, et son système musculaire s'amoindrit notablement. D'après ce singulier résultat, pourrait-on dire que c'est la fibrine qui fournit les élémens de la fibre musculaire? N'est-ce pas plutôt la fibrine du sang qui se forme aux dépens de la fibre musculaire?

On a vu plus haut que cette nouvelle fibrine, ou *néo-fibrine*, comme l'a appelée M. Magendie dans ses *leçons sur les phénomènes physiques de la vie*, en augmentant de quantité, avait changé de propriétés : elle est moins élastique, moins résistante; elle se dissout dans l'acide acétique, ce qui n'a pas lieu dans son état normal. La qualité de cet élément du sang vaut certainement mieux que sa quantité! Dans les maladies, il y a souvent aussi augmentation de la fibrine. On doit alors chercher à s'assurer si ses qualités naturelles ne sont pas changées. Ce point de vue est même fondamental en pathologie, car il est beaucoup de maladies où cela a lieu.

Conclusions. — Une des propriétés les plus essentielles du sang est celle de se coaguler. C'est à cette faculté qu'est due la formation du caillot, si salutaire dans les hémorrhagies. La fibrine est l'élément du sang qui produit ce phénomène. Cet élément, qui est altéré dans beaucoup de maladies, le devient particulièrement lorsque les émissions sanguines sont trop réitérées; celles-ci le font dégénérer en une fausse fibrine plus abondante que la première. Lorsque la fibrine est détruite, ou lorsque sa nature a été changée, le sang, ne pouvant plus se coaguler, son écoulement se continue jusqu'à la mort, lorsqu'il existe une plaie, même légère, ou ne peut être arrêté qu'avec les plus grandes difficultés; les plaies de vésicatoires, elles-mêmes, ont peine à guérir. L'expression de chair coulante, en parlant du sang, est tout-à-fait inexacte, en ce sens que la fibrine et la fibre musculaire ne se comportent pas de la même manière dans l'eau oxigénée, mais ensuite en ce que la fibrine du sang ne nourrit pas, tandis que la fibre musculaire nourrit beaucoup; des expériences viennent prouver que ce serait plutôt la fibre musculaire qui servirait à former la fibrine, que la fibrine la fibre musculaire.

DEUXIÈME PARTIE.

CONSIDÉRATIONS ET EXPÉRIENCES A PROPOS DES MALADIES CONTAGIEUSES.

Les grandes maladies de l'homme ont pour principe une altération du sang, et la preuve qu'elles s'y rattachent du moins d'une manière essentielle, c'est qu'alors cette humeur a perdu ses qualités normales. Ce n'est que par l'altération d'un liquide aussi important et aussi généralement répandu dans l'économie que l'est le sang, que l'on peut expliquer les morts brusques qu'on observe dans certaines saisons et dans les épidémies subites et meurtrières. Les *maladies dites contagieuses* n'ont probablement pas d'autre origine.

C'est *dans les systèmes capillaires*, où s'accomplissent des actes si essentiels à la vie, que *se manifestent principalement les conséquences physiques ou matérielles de l'altération du sang ;* il faut mettre en première ligne le système capillaire des poumons. Le sang, n'ayant plus les qualités nécessaires pour parcourir ces infiniment petits vaisseaux, s'imbibe à travers leurs parois et s'épanche au dehors ; il produit alors ces congestions, ces infiltrations, ces engouemens, ces hépatisations que les pathologistes appellent *inflammation*. Il est indispensable au médecin de bien connaître les relations qui existent entre les systèmes capillaires et le sang qui y circule. On n'avait que des idées inexactes sur ces phénomènes, lorsqu'on a imaginé tant de théories absurdes, par exemple l'irritation, et même cette inflammation, encore en crédit aujourd'hui. La seule chose qui soit réelle alors, c'est le défaut de circulation dans les vaisseaux capillaires. Bien des causes sont capables de troubler les fonctions de ces vaisseaux. On a vu, dans le discours d'ouverture, qu'un simple changement dans la température du corps ne manque pas de produire cet effet, et, dans la suite de ces leçons, on pourra constater combien il est de substances qui, en modifiant la composition du sang, sont également capables de déterminer ces fâcheux résultats.

L'étude des symptômes morbides a sans doute une grande utilité ; elle importe au diagnostic ; elle fait connaître la gravité plus ou moins grande de la maladie, ses chances de guérison, etc. Il en est de même de la description minutieuse des lésions anatomiques. Mais *ce qui, sous le rapport thérapeutique, doit* particulièrement *attirer l'atten-*

tion du médecin, *c'est l'état du sang*. Il ne suffit pas de regarder ce liquide, de constater sa couleur plus ou moins foncée, sa consistance, l'existence de la couenne, la proportion du caillot et du sérum ; il faut, de plus, rechercher quels sont les élémens qui sont altérés, quels sont ceux qui manquent, afin de s'efforcer de les ramener à leur état normal et de restituer ceux qui font défaut. L'ancienne méthode d'études ne peut conduire qu'à l'empirisme ; celle qui est ici préconisée doit être dite rationnelle et scientifique.

Les réflexions qui précèdent s'appliquent également aux épizooties, car celles-ci tiennent de même à une altération dans le sang des animaux. Ces altérations sont très probablement les mêmes que dans le sang de l'homme, ou tout au moins fort analogues. Bien des fois on a pu constater avec quelle facilité elles se manifestent dans les systèmes capillaires.

Dès le début de son cours, M. Magendie avait déjà dit quelques mots de l'affection grave, qualifiée de *pneumonie*, et qui, depuis longtemps déjà, règne *sur l'espèce bovine*. Diverses contrées de l'Europe en sont atteintes et il y périt une grande quantité de bestiaux. Depuis plusieurs années, la maladie sévit principalement dans le nord. L'art du vétérinaire étant impuissant contre ce mal, deux prix de 75,000 fr. ont été offerts, l'un par le gouvernement d'Autriche, l'autre par celui de Russie, à l'inventeur d'un *spécifique certain* ; tels ont été les termes du programme.

En France même, les pertes qui en résultent se comptent par millions. L'ancien ministère, la dernière assemblée composée d'un grand nombre de propriétaires, s'étaient émus de ce désastre qui ne cesse pas. On a senti le besoin d'en étudier les causes, de formuler un traitement qui pût arrêter le développement de ce fléau. A cette époque un homme bien connu dans les sciences, aujourd'hui sénateur, M. Dumas, était ministre de l'agriculture. Il pensa qu'il fallait des recherches sérieuses, vraiment scientifiques, par conséquent expérimentales. Il réunit une *commission composée de médecins et de vétérinaires ;* M. Magendie en fut nommé le président. Les expériences qui ont été commencées à ce sujet deviendront un véritable événement scientifique, car les savans n'auront jamais eu d'aussi grands moyens d'études à leur disposition. Des fonds convenables ont été votés ; un local à Rambouillet, un autre à Alfort, sont destinés à recevoir les animaux malades, qui y sont amenés de grandes distances. Il y a donc lieu d'espérer qu'on arrivera à d'importans résultats.

M. Magendie a accepté, avec empressement et bonheur, la mission d'étudier cette maladie des bêtes à cornes. A son point de vue, *il lui importait de s'assurer en quoi le sang des bœufs et des vaches malades différait de celui des mêmes animaux bien portans.* Jusqu'ici, les études de ce genre n'avaient pas été faites avec assez d'étendue. En outre du sang, ce physiologiste se propose d'analyser les différentes espèces de liquides pour rechercher si elles participent aux altérations de l'humeur principale. Par suite de ses recherches antérieures, il se croyait fondé dans la supposition que le sang avait perdu la faculté de se coaguler, et que les hépatisations, ainsi que les exsudations fibrineuses, qu'on trouve dans les poumons et les plèvres des animaux morts de la maladie, tenaient à une altération spéciale de ce liquide. Il fallait en fournir les preuves; à cet effet, il s'est livré, avec son préparateur, à des analyses sur le sang des vaches atteintes de l'épizootie régnante et amenées à l'infirmerie de Rambouillet. Ils ont eu la précaution de choisir le sang des animaux arrivés au dernier terme de la maladie, n'ayant plus que quelques jours ou même quelques heures à vivre, et ils l'ont comparé au sang d'une vache saine. L'analyse a été suvie avec tous les soins imaginables, par M. Leconte, qui a l'habitude des balances sensibles, qui est au courant de tous les procédés nouveaux d'évaporation, de dessication, de calcination, etc.

Voici *plusieurs analyses du sang des vaches malades de Rambouillet.* On y voit la composition du sang de trois de ces animaux, comparée avec celle du sang d'une vache saine.

	SANG MALADE.			SANG SAIN.
	N° 1.	N° 2.	N° 3.	
Eau.	80,6479	79,8186	84,0951	83,2493
Albumine	10,7360	11,5614	6,5951	8,1581
Fibrine.	0,9677	0,9245	0,4638	1,1182
Globules.	7,6484	7,6955	8,8460	7,4744
	100,0000	100,0000	100,0000	100,0000
Matériaux solides du sang.	14,6883	14,1168	12,9583	13,9857

M. Magendie se livre à *quelques considérations sur les résultats de ces analyses.* En les comparant avec celle du sang d'un animal sain, on remarque que l'*eau*, sans varier beaucoup, présente cependant des différences; elle est augmentée chez le troisième animal. Cela pourrait peut-être dépendre de l'âge, circonstance dont on n'a pas tenu compte. On ne saurait dire comment il se fait que l'*albumine* ait augmenté chez les deux premiers animaux, et surtout dans le second, ni pourquoi elle a diminué dans le troisième. La *fibrine*, comparée à celle du sang sain, a subi dans les trois analyses une notable diminution. Cette diminution diffère même dans ces diverses analyses, ce qui peut tenir au degré plus ou moins prononcé de l'affection. La quantité des *globules* est généralement plus grande chez les animaux malades, surtout dans le troisième. — Enfin, quant aux *matériaux solides du sang*, ils diffèrent peu de l'état sain ; cependant on peut remarquer une augmentation dans les deux premières analyses, et une diminution dans la troisième.

La *circonstance* qui paraît *la plus essentielle, est la diminution* dans les proportions *de la fibrine*, parce qu'elle affaiblit pour le sang la puissance de coagulation. Cette diminution se trouve en désaccord avec des recherches modernes, recherches par suite desquelles on a prétendu que, dans les maladies analogues à celles dont il est ici question, et en général dans toutes les maladies dites inflammatoires, il y avait augmentation dans les proportions de cet élément du sang. M. Magendie ne peut s'expliquer cette divergence, qu'en ce que les procédés mis aujourd'hui en usage sont plus précis que ceux qu'on employait naguère. Il est porté à croire qu'il y a eu erreur chez les premiers expérimentateurs. Il fallait que ceux-ci déterminassent d'abord la quantité de la fibrine dans un sang vraiment normal, car cette quantité change fréquemment ; de plus, il était nécessaire de dessécher cette matière et d'obtenir deux pesées semblables ; sans ces précautions, on était exposé à partir de données fausses.

M. Magendie ne croit *pas* devoir tirer pour le moment *de déductions de l'augmentation qu'on trouve dans les globules*, parce qu'on ignore l'origine et les usages de ces petits corps. Il ne veut même pas accorder une trop grande confiance, à leur égard, aux résultats des analyses, car, pour déterminer leur quantité, on ne connaît pas encore de procédé bien rigoureux, vu l'impossibilité de les isoler. Si l'on prend les globules au fond d'un sang défibriné et si on les fait sécher, l'eau du sérum qu'ils retiennent disparaît, mais l'albumine reste mêlée avec eux, et il faut en défalquer le poids pour avoir le leur. Si, comme l'indique Berzélius, on les lave avec une solution de sulfate de soude, cette substance, il est vrai, les sépare des autres matières, les gonfle et les empêche de passer à travers le filtre, mais on les a dénaturés, ce qui est un autre inconvénient.

Enfin, quant aux autres *matériaux solides du sang*, qui sont restés à peu près les mêmes, le professeur explique ce fait par la diminution d'une substance et l'augmentation d'une autre dans le même sang, de manière à reproduire un poids total, toujours le même.

La commission s'est posé la question de savoir *si la maladie était contagieuse*; mais cette question n'était pas facile à résoudre. Il ne suffisait pas de constater qu'une vache affectée étant amenée dans une étable, les autres vaches qui s'y trouvaient tombassent malades. Ce serait sans doute une probabilité, mais non une preuve complète, car d'autres vaches étant malades au dehors, celles de l'étable pourraient l'être devenues par la même cause. Pour s'assurer que l'affection n'est pas spontanée, il faudrait, à plusieurs reprises, placer une vache malade au milieu d'un troupeau dans un pays dont la salubrité serait bien établie. La commission a déjà fait quelques essais dans ce sens; elle doit les poursuivre. Si le phénomène de la communication morbide se manifestait en divers lieux, en diverses saisons, il faudrait bien regarder la maladie comme contagieuse; et ce serait, il faut le dire, un grand mal à ajouter à un mal déjà trop grand.

L'appréciation d'un traitement véritablement utile exige également une grande prudence et même l'emploi de la méthode expérimentale. M. Magendie en cite pour exemple ce qui s'est passé à Rambouillet : une vingtaine de vaches furent prises subitement et presque en même temps de tous les signes de l'épizootie régnante. Pour en étudier les symptômes et la marche, ces animaux furent abandonnés à eux-mêmes et sans rien changer à leur régime. Quatre sont morts, les autres se sont parfaitement rétablis. Cela n'est-il pas remarquable, dans une maladie qui semblait être très grave et qui faisait craindre sa propagation au loin? Que n'aurait-on pas dit du traitement à la suite duquel un pareil résultat serait arrivé? Et cependant, il est évident que pour un esprit logique, il aurait fallu mettre en doute son efficacité.

Lorsque les feuilles publiques viennent nous apprendre que les grands prix de l'Autriche et de la Russie vont être décernés à un Gallicien, le docteur Godlewschi, pour avoir employé les *bains de vapeur* et trouvé dans ce moyen un *spécifique infaillible* pour l'épizootie pneumonique qui désole les contrées du nord, ne doit-on pas faire les mêmes réflexions? Qui pourrait affirmer, si l'on a pas fait d'expérimentations contradictoires, que les maladies qu'on a vues guérir en se servant des bains de vapeur, n'auraient pas eu également une terminaison favorable, si ces bains n'eussent pas été mis en usage, ou si, à leur place, tout autre remède ou aucun remède n'eussent été employés.

N'est-ce pas là une preuve nouvelle des difficultés et même des incertitudes qui entourent les expérimentations? Non seulement leur pratique demande une grande habileté et une longue habitude, mais leur légitime interprétation surtout exige une portée d'esprit bien au-dessus du vulgaire. Ceux qui, ajoute le professeur, ne travaillent que dans le cabinet, font peu de cas des expérimentateurs; ils les regardent comme des manœuvres, tandis qu'eux se disent les *architectes de la science.* Il y a sans contredit de l'utilité à rapprocher les faits connus et positifs, puis à en tirer des corollaires. Les expérimentateurs sont loin eux-mêmes de négliger ces procédés philosophiques; seulement les déceptions dont ils sont si souvent abreuvés, la nécessité qu'ils reconnaissent de toujours contrôler une expérience par une autre, de renouveler les épreuves en différens temps et avec toutes les conditions désirables, les rendent plus sobres de déductions. Quant aux écrivains qui ne se livrent qu'aux spéculations de leur imagination, quelque brillantes qu'elles puissent être, M. Magendie les dédaigne et les accuse impitoyablement de surcharger la science d'embarras et d'inutilités.

Après les considérations qui tendent à établir que les grandes maladies de l'homme et les épizooties tiennent à une altération du sang, et l'exposé de ses premières recherches sur les animaux de l'espèce bovine réunis à Rambouillet et soumis à l'examen de la commission nommée par le gouvernement, M. Magendie examine les différentes *voies par lesquelles les substances délétères pénètrent dans l'économie animale.*

La *respiration* est la principale. Par elle, nous sommes continuellement exposés à l'action des gaz, des vapeurs, des émanations, des poisons rapides, brûlans, aux germes, aux sporules, dont le développement ultérieur peut amener des accidens mortels. La plupart des substances qui pénètrent ainsi dans le corps, sont de nature à altérer la composition du sang, et à troubler les mouvemens vitaux.

Les *vapeurs* ont diverses compositions chimiques. Il en est qui peuvent anéantir promptement l'influence nerveuse; quoique peu d'entre elles aient cette propriété funeste, il n'est pas moins important de chercher à connaître quel est leur mode d'action. En tête, il faut placer l'*acide prussique*, corps si volatil, qu'il se congèle en s'évaporant. M. Magendie fait devant son auditoire une *expérience* propre à en montrer le foudroyant effet. Il verse dans un vase conique quelques gouttes d'acide prussique médicinal, composé avec trois quarts d'alcool et un quart d'acide prussique. Il place ensuite le museau d'un lapin dans le verre, de manière à l'exposer à la vapeur qui s'élève de cette préparation. L'animal s'agite; il est pris de contractions convulsives et meurt en peu de secondes. La mort survient plus ou moins rapidement suivant la force de l'animal et surtout suivant la manière dont le poison est préparé. M. Magendie raconte qu'il a fait dans le temps les premières expériences sur cette terrible substance. Gay-Lussac, qui venait de la découvrir, lui avait envoyé ce produit dont personne ne connaissait alors l'énergie ; dès que le flacon fut débouché, son préparateur et lui se trouvèrent tellement incommodés, qu'ils se hâtèrent de fuir dans la cour.

L'*expérience* qui vient d'être rapportée, quoique bien connue, n'en est pas moins *intéressante pour le sujet qu'il s'agit d'élucider.* Le sang du lapin a été imprégné de la vapeur de l'acide prussique, et cependant les vaisseaux pulmonaires sont intacts. Les poumons sont constitués par une myriade de vaisseaux dont les parois formées de membranes extrêmement minces, poreuses, ont la propriété d'être perméables à la vapeur. Les vapeurs du sang passent également en dehors et constituent la transpiration pulmonaire. On peut clairement le prouver en introduisant du phosphore dans la circulation; arrivé aux poumons, il sort par la respiration, et l'animal rend des vapeurs lumineuses, blanches, opaques, formées d'acide phosphoreux. Cette évaporation continuelle n'empêche pas l'air d'être en contact avec le sang qui traverse les vaisseaux capillaires des poumons. Ainsi, ce qui est en dehors passe en dedans et *vice versâ.* Il y a longtemps que M. Magendie a établi cette théorie de l'absorption des différens corps ; avant lui, on croyait aux sensibilités intelligentes imaginées par Bichat.

Ces phénomènes sont on ne peut plus dignes d'attirer l'attention des médecins. Il importe extrêmement de connaître ce que peut contenir l'air que l'on respire, car beaucoup de maladies se produisent de cette manière. Bien qu'on ne puisse que difficilement constater *les miasmes qui s'élèvent des pays marécageux*, par suite de la décomposition putride des matières végétales et animales, on ne peut douter qu'ils *n'entrent dans le sang par la respiration* et qu'ils ne produisent de graves maladies. Il est des pays surtout où ces affections ont une extrême intensité ; c'est ce qu'on remarque dans les climats chauds et humides, et principalement sur le littoral de certaines mers et de quelques fleuves (golfe du Mexique, Vera-Cruz, Nouvelle-Orléans, etc.). Ces causes de maladies sont bien réelles, car, en les portant dans le sang, au moyen des procédés de l'expérimentation, on produit, non pas littéralement la *fièvre jaune* par exemple, mais des symptômes qui ont la plus grande ressemblance avec les siens, et, par exemple, le vomissement noir et la mort rapide.

Il est une autre maladie, la *peste*, qui paraît tenir à des foyers de matières animales en putréfaction. Elle se développait principalement dans la Basse-Égypte. Dans cette contrée d'une extrême fertilité, la chaleur et l'humidité qui y règnent sont des conditions favorables au développement et à la conservation des miasmes. Cette affreuse maladie ne s'y est pas montrée depuis un bon nombre d'années, ce qu'on doit sans doute attribuer à l'amélioration survenue dans le gouvernement de ce pays ; mais, autrefois, les causes d'insalubrité, provenant des détritus d'animaux, étaient telles, que les médecins sanitaires, envoyés en Orient par la France, ont transmis au comité supérieur d'hygiène des détails qui passent toute croyance.

Ce qui se remarque pour la fièvre jaune et la peste dans des climats tout spéciaux, se passe malheureusement trop souvent sous nos yeux dans les *amphithéâtres de dissection*. Malgré les précautions prises aujourd'hui pour désinfecter ces lieux et pour retarder la putréfaction des cadavres, il arrive encore, chaque année, qu'un certain nombre des élèves, qui se livrent aux travaux anatomiques, soient pris de *fièvres graves*, appelées à présent typhoïdes.

Une *expérience fort curieuse* va servir à faire mieux comprendre la facilité avec laquelle les miasmes pénètrent dans le sang par les voies respiratoires. Il y a longues années, M. Magendie avait soutenu que la membrane muqueuse pulmonaire ne se continuait pas jusqu'aux dernières extrémités des bronches. Les recherches qu'il avait faites à ce sujet étaient fort délicates ; aussi, sans se donner la peine d'y regarder d'aussi près que lui, plusieurs anatomistes s'étaient-ils empressés de réfuter son assertion, par la raison que, la nature d'une muqueuse étant de tapisser tout organe intérieur, celle-ci devait revêtir les vésicules bronchiques, et que, si l'on ne pouvait y montrer son existence, c'est qu'elle devenait trop mince pour être vue. C'est sur cette donnée, de la non-existence de la membrane muqueuse jusqu'aux extrémités bronchiques, qu'est fondée l'expérience en question. M. Bernard a fait connaître les propriétés singulières du *curare*, poison énergique qui, en contact avec les muqueuses de l'estomac et des intestins, ne produit aucun effet fâcheux (1), et dont il faut, à peine 1 centigramme, pour déterminer la mort quand il est placé sur une surface vasculaire. Cet ingénieux physiologiste, ayant badigeonné les bronches avec un pinceau imbibé de curare ne produisit aucun signe d'empoisonnement, mais il n'en fut pas de même lorsque cette substance, réduite en grains très fins, put descendre petit à petit jusque

---

(1) Le *curare*, introduit dans les voies digestives, en ressort avec les mêmes propriétés. Lorsqu'on le donne aux lapins et aux cochons d'Inde, les petites boulettes qui constituent les excrémens de ces animaux sont vénéneuses.

dans les vésicules pulmonaires et s'y dissoudre. Alors l'effet vénéneux se développa et vint fournir la preuve physiologique du fait anatomique qui avait été avancé. Cette expérience, répétée plusieurs fois avec soin, a toujours donné le même résultat. Des essais avaient d'abord été tentés avec une dissolution de curare, ainsi qu'avec un liquide putride; la toux avait repoussé cette forme des préparations toxiques; les efforts de celle-ci furent impuissans contre les petits grains de curare. On trouvera peut-être dans ce qui vient d'être dit, l'explication d'une foule de phénomènes relatifs à la manière dont se gagnent les maladies épidémiques.

On vient de voir que des essais d'injection dans les bronches avaient été tentés avec des matières putrides. M. Bernard en a injecté 1 gramme en enfonçant dans la trachée une seringue à canule pointue. L'animal a toussé, s'est agité, puis s'est remis à son état habituel. La dose a été doublée et la seringue introduite plus profondément; la matière putride ne paraissait pas pour cela séjourner plus longtemps, et il n'y a pas eu davantage d'effet (1).

La preuve, comme on l'a vu dès le commencement, que la respiration est la voie principale et la plus dangereuse pour l'introduction des miasmes, c'est que *des matières animales en putréfaction, introduites dans l'estomac, ne font pas périr.* Quelques carnassiers (les chiens, les loups), se plaisent à se nourrir de chairs putréfiées. Certains hommes ont cette passion; on en a même vu d'assez dépravés pour rechercher la chair pourrie de leurs semblables. On raconte que, dans les îles du grand Océan, dans la Nouvelle-Zélande, il est des peuplades qui se délectent de cadavres humains; elles les laissent arriver à dessein en pleine putréfaction; un mets de prédilection, que l'usage est d'envoyer en présent au chef de la peuplade, est le corps pourri d'un enfant. Les différens individus qui mangent des chairs dans cet horrible état n'en deviennent même pas malades. Dans notre civilisation avancée, ne sert-on pas, sur les tables somptueuses, certaines viandes qui ont déjà subi un commencement de décomposition? On sait qu'un faisan, pour être prisé d'un gourmand, doit avoir un mois de mort, une bé-

(1) Y aurait-il, dans ces cas, quelqu'action chimique? M. Verdeil vient de lire, à l'Académie des sciences, un mémoire dans lequel il annonce avoir trouvé dans les poumons un acide particulier, cristallisable avec facilité. Quelle que soit sa nature, il ne serait peut-être pas impossible qu'il jouât sur les matières putrides introduites dans les poumons un rôle analogue à celui du suc gastrique. Il serait curieux, en se procurant cet acide et en le mêlant avec des matières putrides, de faire une injection dans le sang, pour constater s'il détruirait l'effet nuisible de ces matières.

casse, deux mois et demi. Entre une viande faisandée et une viande putréfiée, la différence n'est pas immense; il en existe cependant une très grande au point de vue gastronomique.

Si l'industrie humaine est depuis longtemps en possession de *procédés propres à neutraliser les effets de la putréfaction*, l'estomac, de toute éternité, dans *le suc gastrique, en possède un d'une grande énergie*, et c'est là sans doute ce qui explique comment on peut manger impunément des viandes putréfiées. M. Magendie a fait à ce sujet des expériences comparatives fort curieuses. Il s'était autrefois occupé de recherches tendant à faire connaître les effets des matières putrides mêlées au sang; il a voulu en rendre témoin son nouvel auditoire: un gramme de sang en putréfaction, dégageant de l'ammoniaque et de l'hydrogène sulfuré, a été injecté dans la veine jugulaire d'un chien. Il en est résulté un grand trouble dans toutes les fonctions, dans celles du cerveau, de la circulation, de la locomotion, et l'animal a succombé au bout de douze heures. La mort ne tenait sans doute ni à l'ammoniaque, ni à l'hydrogène sulfuré, car la faible quantité de ces corps que peut contenir un gramme de sang putréfié, ne saurait avoir cette puissance. Une seconde expérience a consisté à introduire, sous la peau d'un autre chien, dix grammes d'une eau putride provenant de la macération de débris de poisson. La simple absorption a suffi pour déterminer rapidement la mort. On a pu voir, dans ces deux cas, en faisant l'autopsie de ces animaux, que les poumons étaient fortement injectés, que le sang des gros vaisseaux était d'un noir foncé et à peine coagulé, et qu'il ressemblait presqu'à un jus de groseilles. Ces expérimentations, répétées par le célèbre professeur, un grand nombre de fois, l'avaient amené à conclure que, toutes les fois qu'une matière putride est introduite en grande quantité, dans l'économie, le sang, perdant ses principales propriétés, devenant désormais impropre à traverser les poumons, la mort en est la suite.

Ceci posé, et pour savoir si le *suc gastrique a une influence capable de remédier aux effets délétères de la putréfaction,* M. Bernard a imaginé la curieuse et singulière expérience que nous allons rapporter et dont les assistans ont été encore rendus témoins. Cet habile expérimentateur, après avoir retiré du suc gastrique au moyen d'une fistule stomacale, a mélangé ce suc avec partie égale de sang putréfié et a prolongé le contact pendant dix-huit heures; puis il a injecté ce mélange dans la veine jugulaire d'un chien. Cet animal n'ayant rien éprouvé, ne s'en étant pour ainsi dire pas aperçu, on a dû en conclure que le suc gastrique avait la propriété de neutraliser l'action délétère du ferment putride.

Spallanzani, dans des expériences ingénieuses, avait déjà prouvé que le suc gastrique empêchait la putréfaction; mais l'observation qui vient d'être mentionnée montre, de plus, que ce suc enlève aux matières déjà putréfiées leurs qualités nuisibles.

Il est des *conditions dans lesquelles les miasmes putrides agissent avec énergie.* Ces conditions, dont il faut tenir grand compte, sont les suivantes : une quantité suffisante de miasmes, une température élevée, et l'on doit ajouter une disposition individuelle.

On comprend très bien, pour que des symptômes d'une maladie grave se manifestent, qu'il soit nécessaire qu'une *quantité considérable de miasmes* se répande dans l'air, et qu'il en arrive assez abondamment dans les poumons pour s'introduire dans l'économie.

Pour que ces miasmes se produisent, il faut une *chaleur* vive et continue. On ne voit point, en effet, la fièvre jaune apparaître dans les saisons froides. Si on l'observe surtout dans les contrées où la température est chaude et humide, c'est qu'alors la fermentation putride se développe avec activité, et acquiert toutes ses funestes propriétés. L'influence de la température extérieure se fait même ressentir dans les expériences sur les animaux. M. Magendie dit avoir vu, par un temps très chaud, deux grammes et même un seul gramme de matière putride amener presque instantanément la mort, lorsqu'on les injectait dans les veines des animaux; tandis que, dans l'hiver, il avait fallu trois, quatre et même jusqu'à dix grammes de la même matière pour amener un résultat semblable.

Chaque individu, en outre, a sa *résistance propre.* Telle dose qui suffit dans une circonstance ne suffit pas dans une autre. On ne remarque alors que du malaise, des vomissemens, des déjections, de l'abattement, symptômes qui se dissipent en quelques heures. C'est ainsi qu'un gramme de sang putride ayant été injecté dans la veine jugulaire d'un chien, cet animal était mort au bout de douze heures; tandis que la même injection, faite sur un autre chien qu'on amène devant les auditeurs, n'a produit que les symptômes indiqués ci-dessus.

On trouve donc la cause de ces maladies, qu'autrefois, non sans raison, on appelait *putrides*, dans l'introduction, au sein de la circulation, des matières putrides, soit sous forme de liquides, soit sous forme de gaz ou de vapeurs. Les faits qui ont été rapportés, et d'autres encore qui existent dans la science, ne sauraient laisser de doutes à cet égard.

M. Magendie veut montrer la *différence* qui existe *entre du sang normal et du sang altéré par le ferment putride.* Il présente deux éprouvettes. Dans la première se trouvent 30 grammes de sang extraits la veille d'un animal sain, et, dans la seconde, 29 grammes du même sang, auquel on a mêlé 1 gramme de sang putréfié. Le premier sang est rouge; son caillot, bien formé, s'est contracté après la coagulation, ce qui en a fait sortir la sérosité; si l'on touche le caillot avec une tige de verre, on le trouve résistant. Le second sang, au contraire, offre partout une couleur noire; c'est à peine si la surface est un peu moins colorée; le caillot est mal formé et sans aucune résistance; le sérum ne s'en sépare pas nettement et est très coloré. Le professeur fait remarquer que, dans beaucoup de maladies, le sang acquiert des altérations analogues, que le sérum ainsi coloré a une grande importance pathologique; que, dans certains sangs, la fibrine, agitée dans le sérum, s'y dissout, au lieu de s'attacher au balai et qu'elle finit par disparaître; que, dans ces conditions, enfin, la vie est compromise, parce que le sang a perdu les qualités qui le font librement circuler à travers les capillaires; il s'arrête alors dans ces infiniment petits vaisseaux, s'épanche au dehors; de là le trouble des fonctions, de là ces rougeurs intestinales qu'on dit inflammatoires, et qui ne sont, en réalité, que des phénomènes de circulation. Dans ce mélange du sang normal avec le sang putréfié, il y a sans doute une réaction du second sur le premier; mais quelle en est la nature? Est-elle purement chimique? Ne serait-ce pas plutôt un effet de ferment, de catalyse, comme on dit aujourd'hui? Quoi qu'il en soit, il y a là un phénomène très remarquable et digne de notre intérêt.

On a vu que les émanations des amphithéâtres de dissection produisent des maladies graves, lorsqu'elles pénètrent en assez grande quantité dans le sang par la voie de la respiration. Mais les *effets de la matière putride* sont infiniment plus rapides *lorsqu'on vient à se piquer ou à se couper en disséquant un cadavre en décomposition.* Il se manifeste d'abord des symptômes locaux, des abcès nombreux, des gangrènes; bientôt des accidens généraux s'y joignent, et les malades succombent en peu de jours.

Ce qui se passe alors ressemble à l'action des *virus* qui, introduits en quantité on ne peut plus minime, finissent par affecter toute l'économie. La salive dans la *rage*, par exemple, possède cette effroyable propriété; il suffit de quelques atômes, insérés sous l'épiderme avec la plus fine pointe de lancette, pour qu'au bout d'un mois environ l'animal devienne hydrophobe. Comment expliquer ces phénomènes? Ce ne peut pas être sans doute cette si faible quantité de substance qui aille agir dans toute l'économie; il en résulte plutôt une modification générale, et cette action peut être comparée à celle des *fermens*, dont la moindre parcelle développe des effets sur les masses. Le changement subi par l'animal nous est tout à fait inconnu. Il est digne de remarque que, malgré cet effet général, le virus rabique reste dans la salive et ne se répand pas dans le sang; car du sang d'un animal enragé, injecté dans les veines d'un animal sain, ne transmet pas la rage; ces expériences, faites autrefois par M. Magendie, ont été récemment répétées par M. Renault, professeur et directeur de l'École d'Alfort. Si l'influence du virus paraît en général s'affaiblir avec le temps, cela est surtout remarquable pour celui de la rage, car il cesse de se transmettre à la troisième génération : un chien est inoculé avec la salive d'un chien enragé, il devient hydrophobe; la salive de celui-ci agit de même sur un troisième, dont la bave ne transmet plus l'hydrophobie. Il y a, dans toutes ces études, un mystère continu. On ne doit cependant pas se lasser d'expérimenter, car une découverte manque rarement d'être suivie d'une autre, ou d'avoir d'utiles applications.

Conclusions. — Les grandes maladies de l'homme ont pour principe une altération du sang. C'est dans les systèmes capillaires et principalement dans celui des poumons que se manifestent essentiellement les conséquences de cette altération. La seule chose qui soit réelle dans ce que les pathologistes appellent inflammation, c'est le défaut de circulation dans ces systèmes. L'état du sang exige, de la part des médecins, plus d'attention que les symptômes des maladies. Ce qui a lieu chez l'homme s'observe également dans les épizooties, témoin celle qualifiée de pneumonie des bêtes bovines. La commission nommée pour l'étudier s'est occupée de l'état du sang de ces animaux et a constaté que la fibrine avait subi une notable diminution, que la proportion des globules était, au contraire, augmentée; elle n'a pu apprécier encore si la maladie est toujours ou exceptionnellement contagieuse, et elle n'a formulé jusqu'à présent aucun traitement.

La respiration est la voie principale par laquelle les substances délétères entrent dans l'économie animale; des expériences prouvent que ces substances pénètrent dans le sang, comme les vapeurs de ce liquide en sortent. Quoiqu'on ne puisse constater l'existence des miasmes, il n'est pas douteux qu'ils produisent certaines maladies, car en introduisant dans le sang une minime quantité des substances qui les fournissent, on détermine des symptômes analogues. Une expérience, qui consiste à faire couler des grains très fins de curare dans les vésicules bronchiques, sert à démontrer que la muqueuse n'y existe plus et explique la facilité avec laquelle les miasmes peuvent y être absorbés.

La preuve que la respiration est la voie la plus dangereuse pour l'introduction des miasmes, c'est que les matières animales en putréfaction, introduites dans l'estomac, ne font pas périr ; cela tient à ce que le suc gastrique en neutralise les effets ; ce qui le prouve, c'est que des matières putréfiées, introduites en certaine quantité dans le sang, font périr les animaux, tandis que ces mêmes matières, mêlées au suc gastrique, ne produisent aucun effet fâcheux. La quantité de miasmes, la température de l'air, la résistance propre aux individus, sont des conditions dont il est important de tenir compte. L'aspect d'un sang normal et celui d'un sang altéré par le ferment putride offrent de grandes différences. Les effets des matières putrides sont bien plus rapides et plus énergiques lorsqu'ils pénètrent par une piqûre, que par la respiration : ce qui se passe alors ressemble à l'action des virus.

TROISIÈME PARTIE.

ÉTUDES ET EXPÉRIENCES CONCERNANT L'INFLUENCE DU RÉGIME SUR LA COMPOSITION DU SANG.

La nature du sang influant essentiellement sur la circulation, il importe au médecin d'étudier toutes les circonstances qui sont propres à modifier un fluide aussi essentiel. Si, d'une part, on ne saurait assez éviter une alimentation qui aurait la puissance de changer d'une manière fâcheuse sa composition ; d'une autre part, la thérapeutique pourrait tirer un grand parti d'une nourriture qui serait susceptible de faire disparaître des conditions de cette humeur incompatibles avec la santé. Sans doute, la qualité ou la quantité des alimens doivent avoir une grande action sur le sang et l'hématose ; le raisonnement l'indique. Mais nous n'en avons pas la preuve expérimentale satisfaisante et indubitable, l'expérimentation seule peut montrer ce qu'il y a de réel à cet égard. C'est cette étude que M. Magendie a voulu commencer.

A cet effet, il a institué plusieurs séries d'expériences. La première a consisté à soumettre des chevaux à certains régimes alimentaires, et à rechercher, par l'analyse chimique, quelles modifications le sang pouvait avoir subies d'après chaque régime. La seconde série d'expériences a eu pour but de reconnaître les modifications de la liqueur sanguine, à mesure qu'un animal serait épuisé par une diète absolue. Dans la troisième et la quatrième séries, on a voulu voir ce que produirait sur d'autres animaux, soit d'une espèce différente, soit de la même espèce, la transfusion du sang d'un animal mort d'inanition. Enfin, dans la cinquième série, on a expérimenté, de la même manière, avec le sang d'un cheval ayant succombé avec rapidité à une altération spontanée du sang.

Première série d'expériences.

Un premier cheval recevait la ration réglementaire, composée de huit litres d'avoine, de cinq kilogrammes de foin et de cinq kilogrammes de paille ; un second ne mangeait que de l'avoine et de la paille ; un troisième que du foin et de la paille ; un quatrième était nourri uniquement avec de la paille. Tous les huit jours, on tirait une petite quantité de sang à ces chevaux, pour en examiner la nature. On partageait le produit de la saignée en deux parties ; l'une que l'on abandonnait à elle-même ; l'autre que l'on privait de sa fibrine par le procédé de l'agitation, lequel consiste à remuer le sang dans une éprouvette, jusqu'à ce que la fibrine s'en soit séparée, et apparaisse à la partie supérieure, tandis que le sérum reste au milieu, et que les globules se précipitent au fond du vase. Quelquefois, dans ce cas, on voit un caillot secondaire se former au milieu du sérum. Ce procédé de défibrination, imaginé par M. Leconte, est préférable à l'ancien, par lequel le sang était battu avec des verges, jusqu'à ce que la fibrine s'y attachât en filamens blanchâtres.

Cinq analyses ont été pratiquées avec le plus grand soin par cet habile chimiste, sur chacun de ces différens sangs. En voici les résultats :

Tableau des analyses comparatives du sang des chevaux soumis à divers régimes alimentaires.

	RÉGIME RÉGLEMENTAIRE. — Analyses.					AVOINE ET PAILLE. — Analyses.					FOIN ET PAILLE (1). — Analyses.					PAILLE SEULE (2). — Analyses.			Analyse de M. NASSE.
	1re	2me	3me	4me	5me	1re	2me	3me	4me	5me	1re	2me	3me	4me	5me	1re	2me	3me	
lbumine et sels. .	8,737	7,826	9,535	8,979	10,228	7,405	8,233	8,060	8,013	8,625	8,013	9,605	9,411	8,973	9,938	9,741	9,453	10,222	6,758
lobules.	4,666	8,964	6,698	10,650	6,585	8,491	7,457	10,874	7,620	12,425	3,644	4,806	8,012	8,813	8,064	9,717	11,005	9,388	11,715
ibrine.	1,229	0,411	0,831	0,509	0,536	0,396	0,400	0,445	0,481	0,358	0,608	0,265	0,268	0,798	0,755	0,671	0,735	0,504	2,410
au	85,368	82,799	82,936	79,862	82,651	83,708	83,910	80,621	83,886	78,592	87,735	85,324	82,309	81,416	81,243	79,871	78,807	79,886	79,119
Total.	100,000	100,000	100,000	100,000	100,000	100,000	100,000	100,000	100,000	100,000	100,000	100,000	100,000	100,000	100,000	100,000	100,000	100,000	100,000
ubstances solides du sang.	14,632	17,201	17,064	20,128	17,349	16,292	16,090	19,739	16,114	21,408	12,265	14,676	17,691	18,584	18,757	20,129	21,193	20,114	20,881

(1) Il faut noter que le cheval du 3e régime, qui n'a pas d'avoine, a eu celle-ci en moins de la ration réglementaire, l'avoine n'ayant été remplacée par rien, ce qui fait 5 *kilogrammes de moins* en vingt-quatre heures. ela est à noter, en raison des différences qu'on peut rencontrer dans le sang.

(2) Le cheval étant mort d'accident, on n'a pu faire que trois analyses. On a supposé que la saignée n'ayant pas été refermée avec soin, de l'air se sera introduit dans la veine.

Pour commencer ces recherches, on s'est borné à examiner les trois principaux élémens du sang. Les sels du sang ont été seulement pesés en masse; M. Leconte les a conservés et se propose de les analyser plus tard. Cependant, jamais on n'avait mis autant de suite, ni autant multiplié les analyses, soit dans l'étude du sang des chevaux, soit dans celle de tout autre animal.

Si l'on examine les chiffres du tableau, on voit que l'*albumine* ne varie pas beaucoup suivant les différentes nourritures; on la voit osciller entre les chiffres 7 et 10. Le chiffre 10 ne se trouve que dans les régimes complet et paille seule. Le chiffre 9 se remarque deux fois dans le régime foin et paille, deux fois dans le régime de la paille seule et une fois dans celui de la ration réglementaire. Le chiffre 8 est dispersé dans tous les régimes, sauf dans celui de la paille, qui se tient toujours au-dessus.

L'appréciation des *globules* est la plus imparfaite. M. Dumas, dans ses tableaux, n'en donne pas la quantité; il y a pourtant manière de les isoler et de les peser; son analyse, il est vrai, est déjà ancienne. On trouve, dans l'analyse de M. Nasse, le chiffre de 11,713; dans celles des chevaux au régime, les globules atteignent une fois les chiffres 12 et 11, deux fois les chiffres 10 et 9, et descendent à 8, 7, 6, et même à 4 et à 3. C'est dans le régime avoine et paille qu'on trouve le chiffre 12 et une forte fraction. Il se tient constamment au-dessus de 9 dans le régime de la paille seule, où il n'y a, à la vérité, que trois analyses; mais, dans les autres régimes, la variété est extrême. Dans le chiffre de la ration réglementaire, le chiffre oscille de 4 à 10; de 7 à 12 dans avoine et paille, de 3 à 8 dans foin et paille. Ces résultats sont vraiment étranges, et leur variété est, on pourrait dire, désespérante. On verra, toutefois, que cette étude peut avoir d'importantes conséquences, car c'est sur les globules principalement que se manifestent les altérations du sang. Il est déjà fort essentiel d'avoir constaté que, chez des animaux qui restent dans les mêmes conditions apparentes, la quantité de ces corps varie excessivement. Si l'on s'était borné à une ou deux analyses, on n'aurait pas pu reconnaître toute l'étendue de cette variation.

La *fibrine* est partout en moins grande quantité que dans l'analyse de M. Nasse, où elle dépasse le chiffre 2. Dans le sang des chevaux, on ne trouve qu'une seule fois le chiffre 1, c'est dans la première analyse du cheval à la ration réglementaire; les fractions les plus fortes se remarquent ensuite dans les première et quatrième analyses du régime foin et paille (ce qui est d'autant plus singulier, que le cheval recevait une moins grande quantité de nourriture que les autres), et dans la troisième analyse de la ration réglementaire ; ces fractions se maintiennent très élevées dans les trois analyses du régime de la paille seule.

L'*eau*, en général, a peu varié ; cependant il y en a un peu plus dans le régime foin et paille.

Quant aux *substances solides du sang*, portées à 20 dans l'analyse de M. Nasse, on les voit à 20 dans la quatrième analyse de la ration réglementaire, à 20 et 21 dans les trois analyses de paille seule, à 19 dans la troisième analyse d'avoine et paille ; elles descendent ensuite, çà et là, jusqu'à 14 et même 12 dans la première de foin et paille.

Ces études ont donné des résultats inattendus. Il ne fallait pas, en effet, s'arrêter aux idées reçues sur l'influence de tel ou tel régime pour refaire ou altérer le sang ; il était nécessaire d'expérimenter, au moyen d'analyses rigoureuses, sur le sang même d'animaux qui seraient soumis à des régimes variés. Une telle méthode demandait du temps et du travail, mais au moins les résultats devaient être positifs.

On a remarqué que la fibrine et les globules sont les élémens du sang qui varient le plus ; en même temps, il ressort des chiffres du tableau cette observation générale qu'il y a entre la première et les seconds une compensation constante, une sorte de balancement qui fait que, lorsque l'une diminue, les autres augmentent, *et vice versâ*. M. Magendie croit que cette circonstance n'a pas encore été indiquée ; il ne l'affirmerait pas cependant, car il a peu l'habitude de faire de l'érudition avant de commencer ses recherches ; il s'en occupe plutôt lorsque celles-ci sont terminées. En agissant de cette façon, il n'a aucune prévention, aucune influence à craindre.

L'alimentation paraîtrait donc porter principalement son action sur les globules et la fibrine. Mais quand on voit des animaux soumis à un régime toujours le même, ne variant en rien, offrir dans les élémens essentiels de leur sang les différences indiquées par le tableau ci-dessus, ne doit-on pas soupçonner qu'il y a une influence autre que celle de la nourriture ? On ne peut, quant à présent, risquer aucune conjecture sur de tels résultats ; il faut se contenter de les noter.

Il est à remarquer, néanmoins, que le sang du cheval nourri avec de la paille seule est le plus riche en albumine, que la proportion de ses globules est considérable et ne varie pas, et que celle de sa fibrine se maintient aussi à un chiffre assez élevé. Ce résultat est conforme à des expériences faites par la commission d'hygiène hippique avec les alimens isolés : les chevaux qui ne mangeaient que de la paille étaient ceux qui se maintenaient en meilleur état ; ce régime paraissait même plus favorable que celui de l'avoine. Il y aurait donc de la vérité dans ce dictum :

cheval de paille, cheval de bataille. Il est des personnes qui pensent qu'il ne faut pas donner de foin aux chevaux de selle; sous le rapport des globules du sang, elles peuvent avoir raison. L'avoine et la paille paraissent être la meilleure nourriture pour le cheval.

Les recherches qui viennent d'être rapportées ne peuvent assurément être considérées que comme une ébauche; mais elles ouvrent une voie nouvelle; elles serviront de point de départ pour des travaux ultérieurs. Constater qu'on ignore des choses qu'on croyait savoir, n'est-ce pas un véritable progrès? Pouvons-nous dire en ce moment quel est notre but en réalité, quand nous prescrivons certaines alimentations aux malades? Savons-nous ce qui en résultera? L'expérience principale de la deuxième série nous humiliera encore davantage, car nous aurons à nous demander où le sang lui-même prend les élémens de sa réparation.

Deuxième série d'expériences.

Les expériences de cette série, qui sont relatives à l'état du sang chez un animal privé de nourriture, vont offrir un intérêt bien plus grand encore que celles de la série précédente. Ce genre d'essais se rattachait à une question pratique concernant l'armée. Il y avait de l'utilité à savoir pendant combien de temps, dans un siége, une campagne, un cheval pouvait continuer de servir étant privé de nourriture. La commission d'hygiène hippique, instituée par le ministre de la guerre, a fait ces expérimentations sur de nombreux chevaux et a constaté qu'ils pouvaient faire un certain service, pendant huit jours, sans manger ni boire. Au point de vue de la guerre, cette question était d'une haute importance.

Un physiologiste de la trempe de M. Magendie ne pouvait en rester là, surtout ayant, comme président de cette commission, de nombreux chevaux réformés dont il lui était permis de disposer. Il a voulu savoir quel était l'état du sang aux diverses périodes de l'abstinence; il voulait aussi constater l'état général et successif d'un cheval qu'on laisserait mourir de faim et le comparer à ce qu'il avait déjà observé sur des chiens privés de nourriture ou qui n'avaient reçu que des substances isolément non nutritives, telles que la gélatine, l'albumine et la fibrine.

Première expérience. — Une jument blanche, morveuse, âgée de 9 ans, du nom de *Carotte*, a donc été soumise à cette cruelle épreuve. Il ne lui était donné que six litres d'eau par vingt-quatre heures.

Après six jours d'abstinence, on lui fit une petite saignée. Le sang, présenté dans une éprouvette, offrait un aspect remarquable. On y voyait deux parties distinctes : l'une, blanche, était en haut, c'était de la fibrine, moins les globules; l'autre, rouge, était en bas, les globules s'y étaient concentrés. Ces deux parties constituent le caillot blanc et le caillot rouge des vétérinaires. On ne remarquait pas de sérosité. Le raisonnement faisait prévoir un résultat opposé, car dans le sang d'un animal qui n'a pour toute réparation que de l'eau, celle-ci ne devrait-elle pas dominer? Il est bon pourtant de prévenir qu'après un plus long repos, la partie fibrineuse du caillot se contractera et chassera l'eau qu'il contient. Par comparaison, M. Magendie a montré un sang provenant d'un cheval également morveux, mais qui mange; ce sang, plus contractile, contenait, au contraire, une quantité considérable de sérum. Il convient de noter que, chez les chevaux, il y a comparativement moins de sérum que chez l'homme. La sérosité s'est, en effet, échappée plus tard du caillot blanc du sang de la jument, et, deux jours après, M. Magendie a pu faire voir qu'il y en avait beaucoup. Ce caillot blanc adhérait en haut au bouchon de l'éprouvette; là, il avait assez de largeur, mais ailleurs il avait perdu la moitié de son volume. Pour connaître au juste la quantité d'eau que contient le caillot, il faut égoutter le sang sur un filtre et le presser; il faudrait même laisser évaporer l'eau et peser le résidu. On voit qu'il y a de l'importance à ne pas se contenter du premier aspect. Dans les cliniques, il serait souvent utile de garder le sang un certain nombre de jours, pour mieux juger de la véritable proportion du caillot et de la sérosité.

Au huitième jour de l'abstinence, du sang ayant encore été tiré, on remarquait du sérum dessus, dessous et autour du caillot blanc. Le caillot rouge était encore assez considérable, mais il était mal pris et mal coloré. La jument ne paraissait guère se ressentir de l'absence d'alimentation; elle marchait et courait comme si de rien n'était.

Au quinzième jour, son état physique était peu altéré; l'amaigrissement était à peine notable; elle était prête à courir quand on la sortait de l'écurie. Le sang, extrait à cette époque, présentait cependant des modifications remarquables; la portion non défibrinée était prise entièrement en une masse d'un rouge extrêmement foncé et presque noir; c'était à peine si l'on voyait encore à la surface une légère couche de sérum. Ce n'était pas, toutefois, que cet élément fût devenu moins abondant, le contraire avait plutôt lieu; seulement, il semblait avoir plus de difficulté à se séparer du caillot, et il a fini par s'en dégager comme cela s'était effectué dans la première saignée. La portion de la dernière saignée, qui avait été défibrinée, en contenait une très grande quantité. Or, la même quantité devait évidemment exister dans la portion non défibrinée. Le peu de sérum que l'on pouvait observer d'abord était extrêmement liquide et il n'y existait point de caillot blanc, comme cela a lieu dans l'état normal. Pourquoi le caillot retient-il, dans ce cas, le sérum avec tant d'opiniâtreté? Qui pourrait le dire, plus que la cause première de la coagulation du sang au sortir de l'économie, et que cette suite de phénomènes qui s'y succèdent et qui semblent être des manifestations d'une vie presque éteinte?

Au dix-septième jour, le sang était pris en masse et ne paraissait pas avoir perdu ses propriétés; un peu d'eau se séparait seulement par la base. A l'aspect de ce sang, on n'aurait pas soupçonné que l'animal souffrît. Une partie ayant été agitée, la fibrine se forma en petites masses à la surface.

Au vingtième jour, l'aspect de la jument avait beaucoup changé; ses poils, devenus d'une couleur sale, étaient allongés et hérissés comme ceux d'un ours. Ses yeux étaient vitreux et semblaient artificiels; du reste, sans injection ni sécrétion; la cornée était d'un jaune verdâtre très prononcé. Un tel aspect aurait pu faire croire qu'elle était aveugle; il n'en était pourtant rien. Ce changement s'était opéré assez rapidement. A part cela, elle se soutenait, paraissait même encore assez vigoureuse. On la fit courir à la longe; et, ayant entendu le claquement du fouet, elle se mit à courir plus vite. On ne se doutait pas qu'elle eût subi une abstinence aussi prolongée. Ses artères, peu distendues, donnaient un pouls faible, mais sans fréquence. On tira un peu de sang : il paraissait naturel; il était pris en masse, possédant encore la qualité si importante de la coagulation; peu de sérum en sortait. Une portion de ce sang ayant été battue pour en extraire la fibrine, on vit celle-ci en dessus par petits paquets blanchâtres. — Mais, dans une petite saignée pratiquée au *vingt-deuxième jour*, le sang était devenu liquide et noir comme de l'encre; sa fibrine était altérée. Les globules avaient disparu; ils étaient remplacés par des particules douées des mouvemens oscillatoires des poussières très fines en suspension dans un liquide.

Enfin, la *mort survint après vingt-quatre jours* d'abstinence complète, sauf les six litres d'eau que l'animal n'avait pas cessé de boire par jour. Les yeux étaient devenus rouges, gonflés et chassieux. — L'autopsie, faite par des vétérinaires instruits, a fourni les détails qui suivent : Un épanchement sanguin considérable existait dans l'estomac et les intestins; l'intestin grêle contenait beaucoup de sang, mais surtout le cœcum. On en trouva aussi dans le péricarde. A vue d'œil, on a estimé qu'il y en avait trente litres d'épanché. On a recueilli des échantillons de ce sang, il était d'un noir foncé, sans aucune cohésion. — Pourquoi ce sang ne s'est-il pas épanché dans d'autres cavités? Cependant les organes étaient engoués de celui qui s'y était extravasé. M. Magendie ne se rappelle pas avoir observé des épanchemens semblables dans ses précédentes expériences. L'hémorrhagie intérieure avait dû activer la mort, car d'autres animanx, au régime unique de l'eau, avaient continué de vivre plus longtemps. Il est vrai qu'on avait saigné assez souvent cette jument, quoique légèrement. On ne doit pas non plus oublier qu'elle était atteinte de la morve.

Voici le résultat de quatre analyses du sang qui a été retiré aux diverses périodes de l'expérience.

	1re saignée.	2e saignée.	3e saignée.	4e saignée.
Albumine et sels.	8,792	10,246	9,276	7,681
Globules.	8,696	8,651	9,761	16,189
Fibrine.	0,345	0,223	0,691	0,609
Eau	82,167	80,880	80,292	75,521
	100,000	100,000	100,000	100,000
Matériaux solides du sang.	17,833	19,120	19,708	24,479

Il faut d'abord noter qu'en général on trouve moins de différences dans les diverses analyses du sang de cette jument à la diète absolue, que dans celles des chevaux soumis aux divers régimes indiqués. Comment comprendre qu'après une abstinence aussi prolongée, il y ait autant d'*albumine* dans le sang que chez des chevaux bien nourris, et surtout que cette albumine ait éprouvé les variations qu'on voit dans ces quatre analyses. Ce qui est relatif aux *globules* ne doit-il pas surprendre encore davantage ? En effet, au chiffre 8 dans la première analyse, ils finissent par arriver, dans la dernière, à celui de 16, tandis que chez les chevaux ci-dessus, ils sont quelquefois descendus à un chiffre très bas, mais n'ont jamais dépassé 10. L'abstinence ne ferait donc pas diminuer les globules ; ceux-ci, examinés au microscope, n'ont même rien montré de particulier. Il est remarquable également que la *fibrine*, élément par excellence du sang, se soit généralement maintenue à un chiffre plus élevé que chez les chevaux en expérience. Chose vraiment singulière ! l'*eau* se trouve en minimum chez une bête qui n'a pu se nourrir que d'eau. Enfin, l'ensemble des *substances solides du sang* s'est maintenue au maximum.

Il est convenable, toutefois, de remarquer que nous n'avons pas les moyens de constater les qualités véritables des élémens du sang. L'albumine et la fibrine ne peuvent-elles pas s'altérer ? On sait que la fibrine n'est pas la même suivant le temps de sa formation, que, lorsqu'on la retire du sang, elle se reproduit différente de la fibrine normale. Les globules peuvent sans doute aussi s'altérer. On peut donc soupçonner que des altérations se préparaient dans les élémens du sang de *Carotte*, et existaient avant qu'il ait été possible de les reconnaître. Deux jours avant sa mort, un signe indiquait que son sang avait perdu ses qualités naturelles; il était devenu liquide, ce qui prouvait que sa fibrine n'était plus propre à entretenir la vie. Le sang qui fut recueilli après la mort, offrait une altération encore plus grande; il était acide; on ne pouvait plus dire que ce fût du sang, bien que son odeur le rappelât encore; les élémens paraissaient tous confondus dans le sérum, et l'on ne voyait plus de globules au microscope.

M. Leconte a fait l'analyse de ce sang altéré, autant qu'on peut opérer sur un sang qui ne se coagule plus, et où il y a confusion dans ses élémens, ce qui oblige de les calculer. Ne pouvant trouver les globules, il a réuni les substances solides qui ont donné le résultat suivant :

Fibrine.	00,018
Parties solides.	18,102

Dans l'examen qui a été fait de la fibrine, on l'a trouvée en suspension sous forme de filamens irréguliers et à peine visibles à l'œil nu. Mise dans l'eau, elle avait l'aspect de particules voltigeantes. Une portion a dû se dissoudre dans le sérum, ce qui sans doute a empêché d'en bien préciser la quantité.

Tout n'est-il pas matière à étonnement dans la singulière observation qui vient d'être racontée? Ne renverse-t-elle pas toutes les idées reçues? Qui aurait pu supposer que les élémens du sang pouvaient se multiplier à mesure qu'un animal était soumis à l'abstinence? Que penser de tout ce qui a été dit sur les causes de l'anémie, sur les résultats d'une nourriture insuffisante, sur les avantages de tel ou tel régime? Si l'on se croyait autorisé à penser qu'il existe des différences dans le sang par suite de mauvaises nourritures, comme celles dont usent les pauvres gens, on peut juger, d'après ces analyses, jusqu'à quel point il a été possible de s'abuser. Comment donc s'entretient le sang, puisque après vingt-deux jours de diète absolue, il peut encore offrir les conditions ou du moins les apparences d'un sang normal? Ne serait-on pas tenté de se demander s'il est besoin de manger pour entretenir le sang en bonne composition, car ce liquide ne pouvait faire dire si la jument mangeait ou ne mangeait pas?

Il semble qu'une composition identique du sang soit indispensable à la vie, et qu'elle ne doit pas changer, quel que soit le genre de nourriture; c'est ainsi que le sang du cheval, qui est nourri de fourrages, ressemble à celui de l'homme qui se sustente avec de la viande. Que nous fassions usage des viandes de boucherie, de poisson, de pain ou de légumes, le sang, malgré la diversité du régime, ne diffère pas sensiblement. Des différences existent sans doute, mais elles ne sont pas trouvées, et celles qui ont pu être constatées ne sont pas conformes à ce qu'on attendait. Pourquoi les carnassiers et les herbivores ont-ils les globules du sang arrondis, tandis que ces globules sont ovoïdes chez les oiseaux? Pourquoi sont-ils plus gros chez les poissons? Pourquoi, chez les reptiles, sont-ils différens de ceux des poissons? Nous l'ignorons. On a vu, du reste, dans le discours d'ouverture de ces leçons, que, si l'on mélange des sangs sur les animaux vivans, ces divers globules s'harmonisent avec ceux du sang qui les reçoit. Pourquoi perdent-ils leurs formes? Dans l'abstinence prolongée, comment le sang se répare-t-il? Il reprend peut-être des élémens qui disparaissent alors de l'ensemble du corps, la graisse surtout; mais on ignore comment cela s'opère. On ne sait pas non plus comment le sang se détruit et si sa destruction a lieu d'une manière régulière; il s'en perd sans doute par l'urine, les transpirations cutanée et pulmonaire, etc. Ne serait-il pas possible que la nourriture eût plus d'influence sur la quantité que sur la qualité du sang? Il faudrait s'assurer si cette quantité ne diminue pas et s'il faut la rapporter aux alimens. Les chirurgiens ont remarqué, de tout temps, qu'un malade qui avait perdu beaucoup de sang dans une opération pouvait succomber rapidement; la même remarque a été faite par les accoucheurs. Il est probable que la vie ne peut plus s'entretenir au-dessous d'une certaine quantité de sang, quantité qui doit, d'ailleurs, varier beaucoup suivant les individus.

Tous ces phénomènes sont plongés pour nous dans la plus grande obscurité; cette constatation n'est pas sans utilité si elle doit nous porter à de nouvelles recherches. La nécessité de ces recherches se présente dans toute son extension quand il s'agit d'étudier une maladie, car on sait que le sang, par sa composition, a la plus grande influence sur la vie. Si les proportions dans ses élémens viennent à subir de grandes modifications, les animaux périssent. Il en est de même si des élémens hétérogènes s'y introduisent, si des fermens viennent à y réagir. N'avons-nous pas vu les funestes phénomènes qui sont résultés de l'introduction des matières putrides dans cet important liquide?

Malgré tout ce qu'a de curieux l'expérience faite sur la jument en question, M. Magendie ne la considère que comme un essai. Il pense qu'il faudrait la recommencer en pesant fréquemment l'animal, et constater ce qu'il aurait perdu à des intervalles déterminés et au terme de sa vie. Il faudrait également noter sa température. Il serait même à désirer qu'on pût opérer sur un cheval sain et non morveux. Cette expérience, toutefois, semble ouvrir une voie nouvelle de recherches; quelque jour, sans doute, on parviendra à découvrir la véritable influence du régime sur la production et la guérison des maladies.

Chez les hommes morts d'inanition, et dont l'histoire a été conservée, le décès était survenu vers le dixième ou le douzième jour; mais ils étaient dans des conditions particulières, privés d'air et de lumière, plongés dans un cachot humide, etc. Ces circonstances pouvaient avoir leur influence. On a remarqué qu'après huit jours d'abstinence, les naufragés deviennent anthropofages, et, d'un commun accord, tirent au sort celui d'entr'eux qui sera mangé par les autres. L'intérêt de conservation ne manque jamais de bouleverser à ce point leurs idées.

Deuxième expérience. — M. Magendie a fait, sur un petit chien, un autre expérience qui peut être rapprochée de celle qui a eu lieu sur la jument *Carotte*. Voici à quelle occasion : Il avait voulu soumettre ce chien à la nourriture unique de la graisse. Du saindoux, qui est la graisse la plus fine, lui fut d'abord présenté; au bout de deux jours il le refusa. Du lard lui fut ensuite donné; mais, après trois jours, il cessa également d'en manger, bien qu'on en eût toujours mis devant lui. Il succomba enfin d'inanition le vingt-deuxième jour. Pendant cette abstinence, cet animal perdit 31 pour 100 de son poids; il avait dépassé de beaucoup la limite assignée par les expérimentateurs pour que les animaux soumis à l'abstinence puissent revenir à la vie; en effet, d'après leurs recherches, après la perte d'un dixième de leur poids, le retour à l'état normal n'est plus possible.

On pouvait supposer qu'à l'autopsie on rencontrerait quelques-unes des lésions signalées chez la jument; il n'en fut pas ainsi : le sang était en petite quantité et presque tout confiné dans le cœur; il était coagulé en partie, mais mollement; sa couleur était d'un rouge-bleuâtre; il était alcalin. Au microscope, on y voyait les globules comme dans l'état habituel, tandis que chez d'autres animaux morts d'inanition, ils avaient disparu. Ce qu'il y avait de plus remarquable, c'était l'état du foie; cet organe avait l'apparence de ceux des volatiles qu'on nourrit avec du maïs. M. Magendie avait déjà constaté ce fait dans de précédentes expériences sur des animaux sustentés également avec de la graisse. Pour s'assurer si ce foie contenait une véritable graisse, on en écrasé et fait bouillir un petit morceau; bientôt la graisse est devenue visible à la surface. Si la nourriture au maïs produit cet effet sur le foie, cela tient sans doute à ce que ces graines contiennent beaucoup de matière grasse. On a voulu savoir aussi si le foie du chien contenait du sucre. On sait que la présence de ce corps est liée à une bonne alimentation; si celle-ci est mauvaise, le sucre disparaît du foie. Après avoir écrasé un autre morceau de cet organe et l'avoir traité par l'ébullition avec la liqueur Barreswil, cette liqueur est restée bleue et a prouvé qu'il n'y avait pas réduction de l'oxyde de cuivre, conséquemment pas de sucre. Pour faire la contre-épreuve, on a ajouté une très faible quantité de glucose dans le même tube, et, avant même que l'ébullition ne se fût manifestée, la liqueur avait changé de couleur; elle devint rougeâtre après avoir bouilli. Les poumons étaient très peu altérés.

Le professeur, relativement à l'abstinence, appelle l'attention de ses auditeurs sur un fait singulier. On sait que les chiens qu'on prive d'alimens meurent au bout d'un mois environ, et qu'ils succombent après le même temps lorsqu'on ne leur donne que de la graisse, de la fibrine ou de la gélatine, ces substances, ainsi que nous l'avons dit, n'étant pas isolément nutritives. Si, après une quinzaine de jours d'abstinence ou de l'usage de ces substances non nourrissantes, on leur rend l'alimentation ordinaire, ils la mangent, mais ne peuvent plus s'en nourrir, et ils périssent comme s'ils ne prenaient rien. La même remarque a été faite sur les chevaux. La cessation de la nourriture fait donc perdre l'aptitude nécessaire pour digérer. M. Magendie, dans le discours qui a inauguré ses leçons, avait déjà annoncé qu'une influence analogue était exercée par la température: on y a vu que si le corps prend 5 degrés centigrades de plus que sa chaleur ordinaire, le sang ne peut plus se coaguler et que les hommes meurent; c'est ce qu'on a observé dans les marches faites par les militaires ou les voyageurs dans les pays chauds. Cela n'a pas lieu dans la même proportion pour le refroidissement; on peut refroidir le corps de l'animal de 15 et même de 20 degrés sans le faire périr; mais lorsque la température est descendue au-dessous, on a beau replacer l'animal dans une température moyenne, la chaleur ne revient plus et même continue à descendre.

Troisième série d'expériences.

Si l'analyse chimique ne nous montre pas de grandes différences dans les élémens du sang des animaux soumis à l'abstinence, ces élémens sont peut-être, malgré cela, altérés. C'est ce qu'a voulu voir M. Magendie par des expériences qui, depuis longtemps, lui sont familières; nous voulons parler de la transfusion de ce sang dans d'autres animaux.

Première expérience. — Il a injecté, dans les veines d'un chien, du sang recueilli sur le cadavre de la jument morte d'inanition. 16 grammes ont été d'abord poussés très lentement dans la veine jugulaire. Le chien n'ayant pas paru s'en apercevoir et n'ayant pas cessé de courir dans le laboratoire, on a pensé qu'on pouvait en injecter une plus grande quantité, et l'on en a poussé encore 32 grammes, ce qui a fait 48. Le chien n'en a pas paru d'abord affecté ; mais, au bout d'une heure, il était fort abattu. On le trouva mort le lendemain matin ; il était froid, ce qui indiquait que la mort avait eu lieu au milieu de la nuit, c'est-à-dire environ douze heures après l'injection.

Il faut noter, relativement au sang injecté, que ce liquide était conservé depuis huit jours, par un temps froid et sec il est vrai. Il avait une odeur piquante, spéciale, rappelant l'odeur du cheval ; il était acide, car il rougissait le papier de tournesol (1). M. Magendie, bien qu'on y ait trouvé au microscope des monades qui s'y agitaient, ne l'a pas cru putréfié, car l'ammoniaque qui, dans ce cas, s'en serait dégagé, aurait fait cesser son acidité ; il devait être, toutefois, altéré.

Quoi qu'il en soit, voici les désordres qui ont été constatés à l'autopsie de ce chien. Il est remarquable que ces désordres se soient trouvés analogues à ceux qui existaient chez la jument morte de faim. On voyait, à travers le péricarde, que cette poche contenait un sang noir. Il y avait aussi des épanchemens sanguins considérables dans les plèvres et dans le péritoine ; ce sang épanché n'était nullement coagulé. Les lobes des poumons étaient gorgés de sang et engoués; les bords, qui étaient noirâtres, formaient de larges bandes inégales. Si l'animal eût vécu plus longtemps, tous les poumons auraient sans doute pris ces conditions. Dans le médiastin existait encore un épanchement sanguin assez notable. La muqueuse de l'intestin était rouge et recouverte d'un peu de sang. Le foie était gonflé et d'une coloration foncée. On était surtout frappé du volume de la rate (2). L'urine était couleur de sang. Le sang du cœur était liquide, ne contenant seulement qu'un tout petit caillot ; cette légère exception dans la liquéfaction du sang tenait certainement à ce que la rapidité de la mort n'avait pas laissé à ce caillot le temps de se transformer. Ce sang

(1) L'acidité du sang est une chose très rare et le rend, d'ailleurs, impropre à la vie. On a dit que le sang cholérique était acide ; c'est une erreur, car M. Magendie a constaté bien des fois qu'il n'en était rien.

(2) M. Magendie renvoie ce fait de la rate à ceux qui veulent que le gonflement de cet organe produise la fièvre intermittente. C'est là, suivant lui, une de ces idées qui ne supportent pas un instant de sérieux examen.

avait cessé d'être alcalin, mais il n'était que neutre, ce qui indiquait pourtant un commencement d'altération.

C'est un phénomène remarquable que cette liquéfaction du sang qui persiste après la mort. Un sang ainsi altéré devait produire des désordres dans l'économie, dans les poumons surtout, car on a vu qu'à cet état il ne peut circuler, et qu'en traversant les tissus capillaires il s'imbibe dans leurs parois et s'épanche dans les cavités. Ce fait sert à comprendre quelles relations existent entre l'état sang et les conditions de la circulation dans les capillaires.

Deuxième expérience. — On a pris 30 grammes du sang du chien de l'expérience précédente et on les a injectés dans les veines d'un autre chien. Ce dernier est mort en aussi peu de temps que le premier. M. Magendie a montré à sa leçon les organes de cet animal. On y voyait tous les phénomènes de la liquéfaction du sang. Les poumons étaient noirs; peu de leurs parties étaient perméables à l'air. Le cœur n'offrait pas de caillot. Le foie était gonflé et le siége d'abondantes extravasations. La muqueuse de l'estomac était rouge, infiltrée de sang. Dans l'intestin, cette muqueuse était recouverte d'un mucus sanguinolent jusqu'à l'anus. La rougeur était plus forte dans les parties les plus actives de l'intestin grêle. Un clinicien, dit M. Magendie, ne manquerait pas d'affirmer qu'il y a là une véritable inflammation; lui n'y voit que le résultat de l'altération du sang.

Troisième expérience. — Dix grammes seulement du sang de ce second chien furent injectés chez une chienne, car celle-ci était petite. Le professeur a montré que cette chienne, qui restait couchée, avait de la fièvre, du malaise, de l'abattement, la respiration peu accélérée et la circulation peu sensible. La veille, elle n'avait pas voulu manger. Après huit jours de malaise, elle a fini par se rétablir. Il est bon de noter que, dans l'injection, un peu de sang s'était épanché dans le tissu cellulaire du cou, et qu'en raison de cela, on ne pouvait compter sur l'introduction de la dose entière dans la circulation de l'animal. Après ces huit jours, une petite saignée a été faite; le sang ne se coagulait pas, mais la partie rouge allait au fond, et il y avait un peu de sérosité à la surface; le microscope y montrait des globules, qui étaient décolorés, et dont des lamelles d'enveloppe semblaient être détachées; des plaques noires étaient répandues entre elles. Cet état du sang pouvait donc encore être compatible avec la vie.

Quatrième expérience. — On pouvait penser, d'après le rétablissement de cette petite chienne, que l'action délétère devait être éteinte à cette troisième génération. Cette supposition ne s'est pas réalisée; car quinze grammes du sang de la saignée pratiquée à ce dernier animal, ayant été injectés dans la jugulaire d'un chien assez fort, celui-ci mourut le troisième jour. A son autopsie, on trouva encore dans le péricarde une grande quantité de liquide rougeâtre visqueux. Un épanchement assez considérable existait dans les plèvres; celui du péritoine était plus léger. Les poumons, peu crépitans, étaient engoués, rouges, avec des taches noires; leur intérieur était rempli de mucosités sanguinolentes. Le foie était fortement congestionné, extravasé de sang; la rate était volumineuse et noire. La muqueuse de l'estomac était rouge, quoique ce viscère fût rempli d'alimens.

Le sang de la jument morte d'inanition avait donc contracté des qualadies malfaisantes et contagieuses, puisqu'il développait, chez une suite d'animaux, des altérations semblables à celles de l'animal d'où il provenait. Ne peut-on pas tirer de ces expériences des conséquences utiles sous le rapport de l'origine de certaines maladies? N'y a-t-il pas lieu d'en faire quelques applications aux maladies dites contagieuses, car ces maladies, peste, fièvre jaune, typhus, offrent un sang profondément altéré? N'en est-il pas de même relativement aux maladies charbonneuses des moutons et des vaches? Ce serait une chose singulière qu'on pût produire à volonté des maladies de ce genre! Il résulte toujours de ces expériences un fait nouveau, c'est qu'on peut donner au sang la faculté de transmettre une maladie promptement mortelle, et que cette transmission est encore possible après un certain nombre de générations. Quel est l'élément qui manque à ce sang quand il est ainsi liquéfié, quand il devient acide, et quand il prend des qualités aussi délétères? Dans un sang ainsi dégénéré, le microscope ne montre plus de véritables globules; on ne voit plus alors que des particules rondes, qui sont peut-être les noyaux des globules rouges, ou dont on ignore complètement la nature. On peut encore se demander pourquoi l'épanchement de sang se fait plus particulièrement dans le péricarde?

Quatrième série d'expériences.

On ne pourrait objecter, relativement aux expériences de la série précédente, que les accidens tinssent à ce qu'on transfusait le sang d'un animal dans un autre, et surtout dans une espèce différente, car des essais réitérés ont prouvé, depuis longtemps, le contraire à M. Magendie. Voici, du reste, le résultat d'une transfusion faite dans la même espèce.

Première expérience. — 100 grammes de sang provenant de celui qui avait été recueilli à l'autopsie de la jument, furent poussés dans la veine jugulaire du cheval qui était à la ration réglementaire et qui avait nom *Monès*. Ce cheval refusa la nourriture. Il fut saigné et l'on trouva son sang noir et ayant peu de consistance. Un œdème considérable se forma au poitrail et aux membres antérieurs, au point d'empêcher la marche. Bientôt, cet œdème se transforma en un vaste abcès qui s'ouvrit de lui-même et donna issue à une énorme quantité de pus. Le pouls, qui, chez le cheval, donne à peine 50 pulsations à la minute, battait 100 fois pendant la formation de cet abcès. A la percussion et à l'auscultation, M. Magendie ne trouva pas de gêne dans la respiration. Le sang de ce cheval, en effet, n'avait pas encore perdu toute coagulation. On pouvait penser que cet animal ne succomberait pas, car, comme il y a chez un cheval 25 à 30 litres de sang, 100 grammes de sang altéré sont peu de chose dans cette masse. Cependant il mourut au bout de cinq jours. M. Magendie a présenté un échantillon de son sang recueilli à l'autopsie ; il était devenu tout à fait liquide ; dans cet état, il devait s'infiltrer et s'épancher dans tous les organes, et ne pouvait plus entretenir la vie ; tous aussi en étaient-ils remplis, les poumons surtout. Le poitrail, le cou, les membres antérieurs étaient encore distendus par une infiltration séreuse considérable. Le professeur fait remarquer que ces épanchemens sont de même nature que ceux des séreuses ; mais dans celles-ci tous les élémens du sang passent mieux, tandis que, dans le tissu cellulaire, l'œdème est presque toujours formé par la sérosité seule. Il y a là un procédé de filtrage qui permet la séparation des élémens sanguins. Il serait bon d'expérimenter à ce sujet pour savoir si une telle chose peut se faire artificiellement. Dans un autre animal, on a vu sortir en même temps la partie coagulable du sang, ce qui constitue une analyse très fine des élémens de ce liquide, car, dans nos analyses, les globules, qui sont si ténus, ne peuvent que difficilement être séparés. Il ne faut pas omettre de noter le résultat le plus remarquable de cette expérience ; c'est-à-dire la transformation de la sérosité en pus. Qui sait si ce ne sera pas un moyen de se mettre sur la voie de la production purulente ? Nous devons encore répéter à ce sujet qu'il y a là une application des plus curieuses aux maladies graves, et surtout aux bubons de la peste.

Deuxième expérience. — Le sang du cheval de l'expérience précédente a été injecté à la dose de 12 grammes dans les veines d'un chien. Cet animal est mort douze heures après. M. Magendie a fait apporter son cadavre à sa leçon et en a fait l'autopsie devant l'auditoire. Il y avait des épanchemens de sérosité sanguinolente dans les cavités séreuses ; celui du péricarde était peu abondant. Les poumons offraient une certaine fermeté et n'étaient plus crépitans; leur tissu était engoué. Le sang du ventricule droit du cœur était très noir, et n'était pas tout à fait liquide, mais la coagulation était extrêmement faible; l'animal, il est vrai, était mort rapidement. La membrane muqueuse de l'estomac était très rouge et très gonflée. On trouva dans ce viscère une altération singulière et que M. Magendie dit n'avoir jamais rencontrée dans ses nombreuses expériences sur les animaux; c'était une invagination de la portion pylorique dans la partie large de ce viscère (cela, sans doute, était indépendant de l'expérience, mais n'en est pas moins intéressant à noter.)

Troisième expérience. — On avait recueilli une assez grande quantité de la liqueur de l'œdème chez le cheval de la première expérience; cette liqueur offrait une teinte ambrée. On a voulu voir ce que son inoculation produirait. On l'a donc insérée aux naseaux, au fourreau, en dedans des cuisses de plusieurs chevaux; mais il n'est survenu qu'une légère rougeur locale, sans phénomènes généraux, puis une croûte qui est tombée d'elle-même. Ainsi, une dose aussi légère n'a pu transmettre le mal. On a dû, d'après cela, penser à l'augmenter. L'expérience qui suit, quoique faite dans un autre but, peut représenter une forte inoculation dans le tissu cellulaire: un jeune vétérinaire avait été chargé d'injecter *un gramme et demi* de cette sérosité dans la veine jugulaire d'un autre cheval. Après avoir fait une saignée par le procédé ordinaire, au lieu de se servir, comme cela est plus sûr, d'un tube recourbé et terminé par un renflement pour renverser le liquide qu'on veut faire pénétrer dans la veine; il se borna à y introduire le bout d'une seringue; l'animal ayant remué, tout le liquide à injecter passa dans le tissu cellulaire. Le cheval devint très malade, offrit un œdème considérable à la poitrine et mourut après le troisième jour. Son cadavre se putréfia avec avec une extrême rapidité. On constata, à l'autopsie, les désordres extrêmes produits par l'injection. Mais, chose assez curieuse à noter et qui se représentait pour la deuxième fois à l'observation de M. Magendie, les reins étaient ramollis, demi-liquides et tout à fait transformés. Dans le premier cas, un seul rein ayant été trouvé malade, l'attention avait été peu fixée sur le fait. Mais cette nouvelle lésion ne doit-elle pas porter à se demander s'il ne faut pas rattacher les maladies des reins à l'état du sang. La théorie de ces altérations ne peut-elle pas s'en trouver éclairée?

Quatrième expérience. — La même sérosité, à la dose de 12 grammes, a été injectée dans les veines d'un chien. L'animal est devenu malade; mais au bout de deux jours, il paraissait rétabli. D'après l'expérience précédente, on peut justement s'étonner que ce chien ait survécu à l'injection.

Cinquième série d'expériences.

Si l'on pouvait objecter que le sang recueilli sur la jument morte d'inanition avait été conservé trop longtemps et qu'en raison de cela il avait contracté, par une nouvelle décomposition, ses propriétés délétères, les expériences qui suivent viendraient prouver que du sang tout frais, devenu morbidement liquide, est capable de produire les mêmes effets. On va voir, même, que ces altérations, dans certains cas, peuvent se produire spontanément. En voici d'abord un exemple remarquable.

Un cheval de l'administration des Omnibus qui, la veille, travaillait et mangeait bien, parut, sous la main du cocher, se trouver en mauvaise disposition. On le fit rentrer de suite et mettre à l'infirmerie. Le vétérinaire de service lui pratiqua une saignée. La mort survint le lendemain. M. Riquet, l'un des vétérinaires principaux de l'armée, et qui a la haute direction du service médical de l'administration des Omnibus, laquelle entretient une très grande quantité de chevaux, fit faire l'autopsie ; tous les organes étaient engoués, gorgés et infiltrés de sang. Membre avec M. Magendie de la commission d'hygiène hippique et assistant souvent à ses leçons, M. Riquet comprit facilement tout ce que l'examen du sang de ce cheval pouvait avoir d'intéressant. Il fit donc apporter au laboratoire du collége de France le produit de la saignée. Ce sang était complètement liquide; on n'y découvrait pas de globules au microscope, quoiqu'il eût une matière colorante abondante ; il ressemblait au sang recueilli sur le cadavre de la jument morte d'inanition. Avec un tel sang, l'animal ne pouvait évidemment pas vivre.

Par quelles causes une telle transformation s'était-elle produite aussi subitement ? Quels sont les moyens qui pourraient s'y opposer ? De telles altérations, conséquences habituelles de ce que la fibrine a perdu la faculté de se coaguler, sont communes chez d'autres animaux, chez les moutons, par exemple ; dans leur maladie, connue sous le nom de *sang de rate*, parce que l'autopsie montre que cet organe ramolli est plus engorgé que les autres d'un sang noir liquide, on remarque, en outre, que l'urine est sanguinolente et que du sang s'échappe aussi du fondement. Dans la peste, le sang est liquide ; il se manifeste des engorgemens et des abcès, comme on en a vu dans l'un des chevaux injectés ; mais, dans cette maladie, cela tient à l'inspiration des matières putrides; c'est un ferment qui bouleverse la composition sanguine.

L'occasion du sang du cheval des Omnibus était trop favorable pour que M. Magendie négligeât d'en tirer parti. Il a donc, par ce moyen, poursuivi ses transfusions, comme on va le voir dans les expériences suivantes :

Première expérience. — 100 grammes de sang, provenant de la saignée du cheval en question, furent injectés dans la veine jugulaire d'un cheval morveux. Ce cheval, par suite de cette injection, mourut au bout de soixante heures, offrant les mêmes symptômes que le premier cheval. On recueillit du sang en divers organes du cadavre ; celui qui fut pris dans le péritoine n'offrait pas de globules ; dans le sang du péricarde, le caillot était très léger, peu coloré, assez cependant pour montrer qu'il y avait de la fibrine ; dans la plèvre, le liquide était analogue. Le liquide céphalo-rachidien fut examiné ; il était assez coloré, mais moins dans le canal vertébral que dans le crâne. On a cherché à constater s'il était vrai que ce liquide pût réduire un sel de cuivre, ainsi que cela a été avancé par M. Bussy ; essayé avec la liqueur Bareswil, il n'a pas manifesté cette propriété.

Deuxième expérience. — 30 grammes du sang du cheval des Omnibus furent encore injectés dans la jugulaire d'un chien. La mort, avec les mêmes symptômes, en devint le résultat, et l'autopsie montra des lésions semblables à celles du cheval de la première expérience.

Conclusions relatives à la troisième partie. — Il est très important d'étudier toutes les circonstances susceptibles de modifier le sang, et surtout l'influence que peuvent avoir sur ce liquide la qualité et la quantité des alimens. A cet effet, des chevaux ayant été soumis à des régimes particuliers, à l'avoine et à la paille, au foin et à la paille, à la paille seule et à la ration réglementaire de l'armée, et de petites saignées leur ayant été pratiquées de temps à autre pour reconnaître l'état de leur sang, on a constaté que l'albumine n'avait pas beaucoup varié ; que les globules, au contraire, avaient donné des résultats étranges, puisque du chiffre 10 on les a vus descendre au chiffre 1 ; que la fibrine n'avait pas offert de grandes différences ; que les régimes de la ration réglementaire et de la paille offraient le chiffre le plus élevé ; enfin, que l'eau et les sels du sérum n'avaient pas présenté de différences marquées. Il y a eu entre la fibrine et les globules une compensation constante. L'alimentation a paru porter principalement son action sur ces derniers. La paille a semblé être une des nourritures qui maintiennent le cheval en meilleur état.

On peut laisser les chevaux, pendant huit jours, sans manger ni boire, et cependant obtenir d'eux un certain service. Pour étudier le sang dans l'abstinence, on a privé de tout aliment une jument à laquelle on ne donnait que six litres d'eau en vingt-quatre heures : elle a succombé le vingt-quatrième jour, présentant des épanchemens de sang dans le tube digestif et le péricarde. Le sang a conservé de la consistance jusqu'à la fin ; le sérum seulement se séparait difficilement du caillot. Les analyses de ce liquide tiré de temps à autre, ont donné des résultats surprenans : les proportions de l'albumine ont été en augmentant un peu, mais les globules surtout ont monté de 8 à 15 ; la fibrine elle-même a été tant soit peu en progrès. A la fin, le sang était très altéré ; ses élémens étaient confondus.

Ce sang altéré, injecté dans les veines d'un chien, l'a fait mourir au bout de douze heures, offrant les mêmes altérations que la jument. Le sang de ce chien, injecté dans la jugulaire d'un autre chien, occasionna la mort de la même manière. Le sang de ce second chien, injecté en petite quantité dans les veines d'un troisième, ne le fit pas périr ; mais le sang de ce troisième causa la mort d'un quatrième ; ce qui prouvait que les propriétés contagieuses n'étaient pas éteintes. Ces effets ne tenaient pas à ce que le sang de la jument était porté dans un animal d'une autre espèce, car injecté dans les veines d'un cheval, celui-ci mourut au bout de cinq jours, présentant une vaste infiltration et un abcès au poitrail ; la liqueur de l'œdème, introduite dans le tissu cellulaire d'un autre cheval, produisait la mort en trois jours.

La même altération du sang peut avoir lieu spontanément, car du sang liquéfié, pris sur un cheval mort subitement et porté dans le torrent circulatoire d'un cheval et d'un chien, déterminèrent la mort et les mêmes lésions que le sang provenant de la jument morte d'inanition.

QUATRIÈME PARTIE.

DU CONTACT DE DIVERSES SUBSTANCES MÉDICAMENTEUSES AVEC LE SANG ET LES AUTRES LIQUIDES ANIMAUX, AINSI QU'AVEC PLUSIEURS SUBSTANCES ORGANIQUES.

Les substances introduites dans le sang cessent de se trouver dans leurs conditions premières ; les réactions chimiques qui se produisent dans des vases diffèrent lorsqu'elles ont lieu au sein des animaux vivans ; il y a même, pendant la vie, des réactions particulières. Le mouvement du sang empêche les unes et favorise les autres. Si l'on possède quelques données sur certains points, on en manque complètement sur la plupart. Ces études, on ne peut plus intéressantes, sont destinées à prendre le pas sur l'ancienne physiologie et à rendre les plus grands services à la pratique médicale. Lorsqu'un médecin donne des médicamens composés, ne devrait-il pas savoir comment ils agissent chimiquement sur le sang de son malade ?

On ne peut assimiler le sang qui circule avec celui qui est sorti des vaisseaux. Le premier a des propriétés physiques, chimiques et générales très différentes du second. Celui-ci, dès qu'il est sorti du vaisseau, se prend en masse, se partage en une partie solide et une partie liquide ; on y trouve de l'albumine, de la fibrine, des globules, de la caséine, des sels, etc.; dans les globules, le microscope découvre une enveloppe et une partie centrale, etc. Ces phénomènes, assurément, sont curieux, mais ils ne sont pas identiques avec ceux de la vie.

Il faudrait trouver le moyen d'étudier le sang en circulation, dans les conditions qui constituent la vitalité. C'est dans ce but que M. Magendie a entrepris ses expériences; il a voulu essayer si l'on ne pourrait pas observer quelques phénomènes nouveaux relatifs à la vitalité sanguine. M. Bernard, qui est entré également dans cette voie, a déjà publié quelques-uns de ses résultats. Malgré ce désir de M. Magendie, on verra qu'un grand nombre de ses expériences n'ont pu porter que sur le sang sorti de l'économie, et qu'il en a été de même pour les autres liquides de l'organisme. Il faut d'abord, en effet, reconnaître les réactions les plus faciles à constater ; ce n'est qu'après cette première étude qu'on doit chercher à distinguer ce qui peut se passer sur le vivant, et à vérifier les différences. La tâche est alors moins difficile.

Il est des *substances qui, introduites dans le sang*, le traversent sans s'y combiner en aucune façon, *en sortent sous la même forme* et en quantité égale à celle qui y a pénétré. C'est ainsi que pour savoir de quelle utilité est le sel marin aux chevaux de la cavalerie de l'armée française, des expériences nombreuses ont été faites sur près de dix mille. On a pu voir que cette substance n'est nullement attaquée par les liquides animaux ; que, portée dans l'estomac, elle traverse la circulation et est rendue avec l'urine avec rapidité et presque dans les mêmes proportions. M. Magendie a montré des échantillons de ce sel ainsi restitué et ressemblant en tout au sel non ingéré. Parmi ces échantillons, il en est qui sont encore mêlés à des élémens de l'urine.

Si le sel marin paraît passer aussi facilement à travers tous nos tissus, il est *d'autres substances qui passent à travers certains organes et pas à travers les autres.* M. Bernard a fait des expériences intéressantes à ce sujet. Il a vu que l'*iodure de potassium*, par exemple, est un des corps qui passent le mieux par la glande parotide ; on le retrouve facilement dans la salive ; mais il ne traverse pas aussi bien la glande sous-maxillaire. Il y a plus, certaines substances qui ne passent jamais dans les glandes salivaires, comme *les sels de fer*, y passent si ces sels sont mélangés avec l'iodure de potassium. Ce sel, après s'être emparé des sels de fer, leur sert donc de conducteur pour leur faire traverser des tissus qu'isolément, ils ne sauraient traverser. Un tel résultat doit particulièrement fixer l'attention au point de vue de la thérapeutique. Lorsqu'on administre le fer dans certaines affections, dans la chlorose, par exemple, ne devrait-on pas s'enquérir dans quels organes il arrive, devant quel tissu il s'arrête ?

D'autres substances, ne se combinant pas dans le sang, *peuvent se combiner avant d'y entrer et en en sortant* ; tels sont le prussiate de potasse et un sel de fer, dont la réunion constitue le bleu de Prusse. Leur réaction a lieu dans l'estomac, pourvu qu'il s'y trouve une substance acide ; mais si l'on injecte coup sur coup les deux substances dans le sang, rien dans ce liquide n'indique leur combinaison. Il n'en est plus de même lorsqu'ils sont arrivés dans la vessie ; la couleur bleue qui se manifeste dans l'urine est la preuve que leur réaction a pu s'y opérer. Lorsqu'on mêle ces deux corps dans le sérum du sang, il n'en résulte pas la couleur bleue que leur mélange produit dans l'eau ; cela montre bien que la réaction ne peut avoir lieu dans le sang lui-même, puisque dans le sérum seul il y a déjà quelque chose qui fait obstacle. Ce serait donc en vain que, dans un but déterminé, on voudrait faire pénétrer du prussiate de potasse dans le sang pour qu'il se combinât avec du lactate de fer ; la combinaison ne s'effectuerait pas et l'on n'aurait que l'effet isolé de ces deux substances.

Tandis donc que certains corps, comme le sel, traversent le sang sans s'y combiner ; que diverses substances ne peuvent se combiner entre elles au sein du fluide sanguin, mais se combinent avant d'y entrer et en sortant ; il en est d'autres qui peuvent se combiner au milieu du sang en circulation, comme elles le feraient au contact de l'air. M. Magendie en cite un exemple dû à M. Bernard, et il se plaît à faire l'éloge de ce physiologiste, son suppléant au collége de France, qui, comme lui, marche dans la voie assurée de l'expérimentation. On connaît depuis Robiquet, les propriétés de l'amygdaline et de l'émulsine, et le danger qu'il y a de mêler trop d'amandes amères aux amandes douces quand on en fait une émulsion. L'expérience en question se fait, d'une part avec l'amygdaline, substance un peu jaunâtre ; d'autre part, avec l'émulsine, qui est blanchâtre. Chacune de ces substances, dissoute et injectée isolément dans la veine jugulaire d'un animal, ne produit aucun inconvénient; mais si l'on injecte le mélange, ou même, si après avoir injecté l'une des deux substances, on injecte aussi l'autre, les deux corps venant à se rencontrer dans le cœur ou ailleurs, l'animal succombe rapidement.

L'explication de ce phénomène est simple. Chacune de ces substances, isolée, est sans odeur, mais leur mélange développe une odeur d'amande amère, conséquemment de l'acide prussique. Une réaction semblable pouvant se faire dans le sang qui circule, il en résulte que l'animal succombe dès que le contact des deux snbstances a lieu. Bien que cette expérience fût déjà connue, M. Magendie a voulu la montrer à son auditoire, dans lequel se trouvait, ce jour-là, le docteur Sutherland, délégué médical de l'Angleterre à la conférence sanitaire internationale.

On va voir maintenant qu'il est une foule de *substances* qui sont *transformées*, non seulement au milieu du sang, mais encore au sein de la plupart des liquides animaux. Les recherches de M. Magendie sur ces transformations ont principalement porté sur l'*iode*, médicament si répandu aujourd'hui dans la pratique médicale; ensuite sur le *fer*, les *sels d'argent*, de *plomb* et d'*or*, puis sur le *brôme* et le *chlore*. Enfin il a étudié, dans de nombreuses expériences, l'*action des alcalis sur le sang* des animaux vivans. C'est aussi dans cet ordre que nous allons exposer ces différentes études.

§ I. Du contact de l'iode avec le sang, les autres liqueurs animales et diverses substances végétales.

L'iode, découvert en 1813 dans les eaux-mères de la soude de Varec, paraît être aujourd'hui un des corps les plus répandus dans la nature. Coindet l'employa d'abord à Genève, dans le traitement du goître, et, en France, M. Magendie, après en avoir étudié les effets dans des expériences sur les animaux, fut un des premiers à le répandre dans la thérapeutique. On sait combien on en a abusé; cependant l'on peut dire qu'il constitue une de nos ressources les plus précieuses. M. Magendie croyait, à cette époque, que l'iode circulait dans nos liquides avec tous ses caractères; mais ses recherches vont prouver qu'il ne conserve jamais, dans l'économie, son état de corps simple.

Il s'est occupé d'abord d'une préparation aujourd'hui très en vogue, l'*iodure d'amidon*, et dont on publie, à grand renfort d'annonces, les merveilleux résultats. Cette substance, employée sous plusieurs formes, poudre, pastilles, sirop, etc., est dite souveraine contre les affections chroniques, scrofuleuses ou syphilitiques. On la prétend supérieure aux autres préparations d'iode. Sans contester ses effets, le professeur veut seulement prouver que, *comme telle*, elle n'agit pas sur le sang et ne peut aller avec lui exercer son influence sur les divers organes. En mettant, en effet, de l'iodure d'amidon dans du sérum de sang, sa couleur bleue disparaît immédiatement, ce qui prouve qu'il se décompose. De même, si, dans du sérum, on verse de la teinture d'iode, puis de l'eau amidonnée, aucune coloration bleue ne se manifeste ; l'absence de réaction est une véritable contre-épreuve.

La *fibrine*, extraite du sang, se comporte avec l'iode comme le sérum de ce liquide. On a fait macérer de cette fibrine dans de la *teinture d'iode*. La liqueur de la macération s'est tout à fait décolorée, ce qui indique déjà que l'iode a dû être transformé, et l'amidon, en effet, n'y accuse aucune trace de cette substance. La fibrine agit sur l'iode avec moins d'énergie que le sérum, car il lui faut un certain temps de macération pour le transformer entièrement. De plus, celle qui a subi une première macération semble avoir épuisé une partie de sa force, et il lui faut un temps bien plus long pour que le même effet soit produit sur une nouvelle quantité d'eau iodée ou de teinture. Il en a été de même pour une solution de globules du sang. Le fluide céphalo-rachidien transforme également l'iode.

La propriété de transformer l'iode n'est pas propre uniquement au sang de l'homme et des animaux supérieurs, elle est commune aussi au *sang des animaux les plus inférieurs*. C'est ainsi que M. Magendie, ayant expérimenté, de concert avec M. Blanchart, savant zoologiste, sur des sangs d'écrevisses, de grenouilles, d'insectes à sang blanc, liquides bien différens par leur composition du sang rouge des vertébrés, il a reconnu qu'ils réagissent sur l'iode de la même manière que les liqueurs précédentes. Voulant, suivant son usage, montrer le fait à son auditoire, le professeur, après avoir coupé la queue d'une écrevisse et l'avoir pressée pour en extraire le liquide séro-sanguinolent qu'elle contient, de même, après avoir coupé les cuisses d'une grenouille et en avoir retiré également le liquide rougeâtre qui constitue son sang, a essayé, isolément, ces deux sangs en y ajoutant de la teinture d'iode, puis une dissolution d'amidon, et a constaté qu'aucun changement de couleur ne se manifestait.

L'*urine*, liqueur animale excrémentitielle, acide, conséquemment bien différente du sang, agit cependant sur l'iode de la même manière. L'*eau de l'amnios*, qui, dans l'économie, n'a qu'un usage accessoire, celui de protéger le fœtus contre les corps extérieurs ou les mouvemens trop brusques de la mère, se comporte avec l'iode comme les liquides les plus importans de l'organisme. M. Magendie en avait recueilli une certaine quantité dans l'utérus d'une coche pleine qui avait été sacrifiée avant qu'elle n'eût fait ses petits. Il fait remarquer, en passant, que cette eau de l'amnios, fort pauvre en albumine, contient une assez grande quantité de glucose. La même transformation a été faite avec un *liquide morbide* provenant *d'une cavité séreuse;* on s'est servi pour cela de la sérosité sanguinolente prise dans le péritoine et les plèvres d'un lapin qui avait été sacrifié pour d'autres expériences. L'*albumine de l'œuf*, enfin, a transformé bien plus rapidement l'iode que l'albumine et la fibrine du sang. A peine cette albumine de l'œuf a-t-elle été en contact avec la teinture d'iode, que celle-ci a perdu aussitôt sa couleur jaune et que l'amidon a cessé de pouvoir y faire naître la moindre teinte bleuâtre.

Il était essentiel d'étudier, sous le même point de vue, les liquides divers des voies digestives, pour s'assurer si la décomposition de l'iode avait lieu avant son introduction dans le sang; c'est ce qui a eu lieu pour la salive, le suc gastrique, la bile, le suc pancréatique, le chyle, etc.

Relativement à la *salive*, des distinctions doivent être faites. La salive buccale ou *mixte*, c'est-à-dire résultant des salives parotidienne, sous-maxillaire et sublinguale, mêlées au mucus sécrété par les divers follicules de la bouche, a la propriété de transformer l'iode. Les solutions aqueuses ou alcooliques d'iode, mêlées à la salive mixte, sont de suite décolorées, et la solution d'amidom ne produit, dans ce mélange, aucune coloration bleue. M. Magendie fait, devant l'assistance, une contre-épreuve qui ferait presque envie à *Bosco* ou à *Robert-Houdin* : il verse de la teinture d'iode dans une solution d'amidon, ce qui produit une couleur bleue très foncée, qui est de l'iodure d'amidon; ensuite il introduit ce mélange dans sa bouche, l'agite avec sa salive et le rejette dans le verre; on peut constater alors que la liqueur a été complètement décolorée. La salive parotidienne a les mêmes propriétés que la salive mixte, mais il n'en est pas de même de celle de la glande sous-maxillaire; lorsqu'on y mêle de l'iode et de l'amidon, elle ne se colore en bleu que par l'addition du chlore. La salive de la glande sublinguale n'a pas été expérimentée. M. Magendie avait par avance des raisons d'examiner séparément chacune de ces liqueurs salivaires, car il avait déjà reconnu, relativement à d'autres transformations, des différences dans leurs propriétés. En effet, les trois espèces de salive, isolément, ne peuvent transformer l'amidon en sucre, tandis que, toutes trois réunies au mucus buccal, comme cela a lieu dans la bouche, sont aptes à cette transformation.

Le *suc gastrique* transforme également l'iode. Aussitôt que l'on mêle à ce suc un peu d'eau iodée, la couleur jaune de cette eau disparaît et son odeur même se perd complètement. Quelle que soit alors la quantité de solution d'amidon qu'on y verse, on n'obtient aucun résultat. L'expérience a été faite également sur un animal vivant : 100 grammes de teinture étendue d'iode, et quantité semblable d'eau amidonnée, formant par leur mélange une belle couleur bleue, ayant été injectés dans l'estomac d'un chien, par une fistule artificielle, en ressortirent, peu d'instans après, complètement décolorés.

La transformation de l'iode est la même au moyen de la *bile*. On a constaté aussi qu'elle avait parfaitement lieu par le *suc pancréatique*, et, de plus, avec le *chyle*. Dans une petite éprouvette, on a mêlé de la graisse avec du suc pancréatique ; il a suffi de la chaleur des mains pour donner au mélange la couleur blanche du chyle naturel, ce qui prouvait que ce suc de pancréas avait les qualités qu'il possède sur le vivant. Ce chyle transformait l'iode, car l'eau amidonnée, qui y fut ajoutée avec ce corps, ne détermina aucune coloration.

En poursuivant ses expériences, M. Magendie a fini par se convaincre que cette transformation de l'iode devenait, pour ainsi dire, une loi de la nature, puisque toutes les substances organiques, végétales comme animales, étaient douées de cette puissance. C'est ainsi que, d'une part, elle a lieu au contact des produits animaux, tels que le bouillon, le lait, le caséum, le petit lait, les graisses, l'huile de foie de morue, etc. ; et, d'une autre part, au contact des produits végétaux, comme le vin, la bière, le cidre, le café à l'eau, les huiles d'olive, d'œillette, de naphte, le tannin, le suc de carottes, les décoctions de chiendent, de salsepareille, la conserve de roses, la poudre de réglisse, etc., etc.

L'effet est donc le même, soit que les liquides animaux se trouvent sous l'influence de la vie, comme on l'a vu pour la salive et le suc gastrique, soit qu'ils soient soustraits à cette influence, comme toutes les autres substances organiques qui viennent d'être énumérées. Mais il en est autrement pour les substances inorganiques faisant partie des corps organisés ; M. Magendie, en effet, ayant fait fondre dans de l'eau de l'*urée* cristallisée et y ayant ajouté de l'iode et de l'amidon, la couleur bleue s'est manifestée. On sait, d'ailleurs, que les substances cristallisées ne contiennent pas toutes les propriétés des corps d'où elles dérivent.

La puissance de transformation des liquides animaux sur l'iode doit être très puissante, car l'estomac invaginé qui avait été trouvé sur un chien des précédentes expériences, ayant macéré dans l'eau, cette eau suffit pour transformer l'iode.

M. Magendie a remarqué que de l'iode ayant été mêlé à la partie colorante du sang, il a paru se former un corps nouveau laissant des cristaux, corps sur lequel il appelle l'attention des chimistes. Il y a sans doute alors formation d'un iodure particulier, peut-être d'un sel. Nous mentionnerons, chemin faisant, un fait assez curieux : de l'iode ayant été mêlé avec du chloroforme, celui-ci a pris une couleur rose; il s'est formé deux ménisques, l'un à concavité en haut, l'autre à concavité en bas; tous les deux attachés par le sommet.

Lorsque l'iode a été transformé par les corps organiques, on peut le rendre à sa première combinaison, au moyen des acides et du chlore. Cependant cela est très variable; ce résultat, en effet, ne s'est pas montré lorsqu'on a essayé le chlore après la transformation de l'iode par le chyle; l'eau chlorée n'a amené non plus aucune coloration bleue lorsque l'iode a été transformé par la salive. Mais le chlore a rendu l'iode à sa première combinaison lorsqu'il avait été transformé au milieu du liquide morbide des cavités séreuses; il en a été de même par l'acide sulfurique qui a fait que l'iode est revenu sensible à son réactif, après avoir cessé de l'être lorsqu'on l'avait mélangé avec l'albumine de l'œuf. Il est difficile de se rendre compte de ces différences. La matière organique qui se trouve dans les liquides animaux retient sans doute le nouveau corps formé et ne permet pas au chlore de le décomposer. Cette même matière organique ne pourrait-elle pas quelquefois encore s'emparer de l'iode avant qu'on ait le temps d'agir pour le mettre en liberté?

Il est temps de se poser les deux questions suivantes : à quoi tient la modification éprouvée par l'iode? Quelle est cette modification?

1° Examinons d'abord la première question. On s'est demandé si cette modification de l'iode tenait à un alcali ou à un ferment. Elle ne peut pas, pour le sang, tenir à l'*alcalinité* de cette liqueur, puisque, si on y ajoute un acide, l'effet est le même. Cet effet se produit également au milieu des liquides acides de l'estomac et de l'urine; et l'on vient de voir que l'addition d'un acide, au milieu d'une liqueur organique, peut faire reparaître l'iode. D'une autre part, si on met de l'iodure d'amidon en contact avec un alcali, l'iode n'est pas isolé, et la couleur bleue n'est pas détruite.

On pouvait se demander encore si cette transformation était le résultat d'une espèce de *fermentation* qui aurait été suscitée dans les liqueurs par la présence de ce médicament. Mais les expériences suivantes ne permettent pas non plus de s'arrêter à cette hypothèse. Si on élève le suc gastrique à la température de 100 degrés centigrades, le ferment se détruit; il en est de même du ferment du suc pancréatique, car si on le chauffe à la même température, il ne dissout plus la graisse. Et cependant les sucs gastrique et pancréatique, ainsi privés de ferment, continuent à transformer l'iode. La même expérience a été faite avec de l'urine chauffée au même degré.

Si la modification éprouvée par l'iode ne tient ni à l'alcalinité des liquides organiques, ni à un ferment, il faut bien admettre que c'est à une *matière organique*. Cette matière organique est détruite par une quantité suffisante d'acide nitrique et par le chlore; en effet, en coagulant ainsi, en détruisant même les matières organiques, la couleur bleue apparaît, comme si l'expérience se faisait dans l'eau, dès qu'on ajoute, dans le sérum ou tout autre liquide animal, de l'iode et de l'amidon.

2° Voyons maintenant s'il est possible d'établir quelle est la modification éprouvée par l'iode. M. Magendie avait d'abord supposé que le sérum du sang, contenant une grande quantité de soude, devait, en présence de l'iode, donner naissance à un iodure de sodium (1). La suite de ses recherches lui a prouvé que ce n'était point ainsi que les choses se passaient, puisqu'on peut rendre le sérum acide au moyen de l'acide sulfurique, et comme cela s'emparer de toute la soude qui s'y trouve, sans que son action sur l'iode en soit même altérée. A présent, il croit qu'il se forme un autre composé qui serait de l'*acide iodhydrique*, lequel n'a pas la propriété de colorer l'amidon. Ce qui le prouve, c'est que, par l'acide sulfurique, l'eau chlorée ou tout autre réactif capable d'enlever l'hydrogène à l'acide, l'iode redevient libre et se colore en bleu par la solution d'amidon.

Il y a plusieurs manières de se rendre compte de la formation de l'acide iodhydrique. On peut supposer que c'est l'eau qui cède son hydrogène à l'iode, et que l'oxygène se porte sur la matière animale; ou bien que la matière animale elle-même abandonne l'hydrogène, lequel va se combiner avec l'iode. Les formules suivantes mettent en évidence les deux réactions possibles, pour le cas de la fibrine :

$$\mathrm{I} + \mathrm{HO} + \text{fibrine} = \mathrm{IH} + (\text{fibrine} + \mathrm{O}).$$
$$\mathrm{I} + \text{fibrine} = \mathrm{IH} + (\text{fibrine} - \mathrm{H}).$$

Comme jamais il ne se produit aucun dégagement de gaz, on doit croire à l'exactitude de l'une ou de l'autre de ces formules, et en con-

(1) L'iodure de sodium est une des substances qui passent le plus facilement par la circulation; il a peu d'action : une dame en prenait 15 grammes par jour et ne s'en trouvait pas mal; une fois, par erreur, en ayant ingéré 60 grammes, elle ne parut pas s'en apercevoir.

clure que, toujours, la matière organique est altérée dans sa composition, soit qu'une nouvelle quantité d'oxygène vienne s'y ajouter, soit qu'une quantité correspondante d'hydrogène lui soit enlevée.

Des *applications thérapeutiques* résultent de ce qui précède. Comme l'iode a une saveur désagréable, pénétrante, on peut, à l'aide des liqueurs qui le transforment, le faire prendre aux malades sans qu'ils s'en doutent. Si, dans 200 grammes de lait, par exemple, on met 5 centigrammes d'iode, on n'éprouvera aucune saveur particulière. Le lait iodé est donc une préparation excellente et commode, car il serait possible de prendre ainsi, en vingt-quatre heures, une dose d'iode assez forte. Il en est de même du bouillon gras, dont il faut encore une moins grande quantité, surtout s'il est chaud, pour faire disparaître la saveur de l'iode. M. Magendie avait remarqué autrefois que, lorsqu'il administrait l'iode dans une décoction de chiendent ou de salsepareille, ce médicament n'avait plus d'odeur; ces décoctions bleuissaient un peu à cause de la fécule qu'elles contenaient, mais cette couleur passait vite. Il avait, d'après cela, recommandé la formule suivante : 4 grammes d'iodure et 1 décigramme d'iode, dans un litre de décoction de chiendent ou de salsepareille. Il ne se doutait pas alors de la transformation qui s'opérait. Toutes les autres subtances indiquées comme produisant le même résultat peuvent être employées. Il n'en serait pas de même des eaux distillées, même sapides, qu'on mêlait autrefois à l'iode, et qui n'ôtent à ce corps rien de son âcreté ni de son odeur.

On a vu que l'*huile de foie de morue*, comme tout autre produit animal, transformait l'iode. A ce sujet, M. Magendie s'explique sur ce médicament, si en vogue aujourd'hui, surtout à Londres, où il existe un établissement spécial, dans lequel on en fait boire plusieurs verres par jour à tous les malades. On croit, parce qu'on voit la plupart des personnes qui en font usage engraisser rapidement, que c'est un signe certain de leur rétablissement. Leur tissu cellulaire, il est vrai, se distend, mais le plus souvent leur fibre musculaire s'atrophie, semblables en cela aux animaux que l'on a nourris exclusivement avec de la graisse, de l'huile ou du beurre. Cet effet est loin d'être un indice favorable de santé. On a prétendu que cette huile de foie de morue devait ses propriétés à l'iode; mais elle n'en contient qu'une très faible quantité, qu'il est même difficile de constater au milieu de cette masse de matières grasses. Dans tous les cas, l'iode, employé seul, produit, suivant le professeur, de bien meilleurs résultats.

Puisque l'iode et les iodures peu stables se transforment en acide iodhydrique dès qu'ils sont arrivés dans l'estomac et quelquefois même auparavant, et que ce ne peut être qu'à ce nouveau composé qu'on doit attribuer les bons résultats qui sont rapportés à l'iode, pourquoi n'emploierait-on pas cet acide de préférence? Il vaut mieux faire usage d'un médicament qui reste tel dans l'économie, que d'y introduire des corps, dont on ne peut empêcher les transformations, quand une fois ils ont été ingérés. La transformation de l'iode, au lieu de se faire dans l'estomac, se ferait d'avance dans la pharmacie; on saurait mieux ce que l'on administre; les effets du médicament n'en seraient sans doute que plus assurés. N'est-ce pas quelque chose, d'ailleurs, que d'épargner aux malades le mauvais goût et la répugnance? Quand l'iode est ingéré ainsi, on peut élever la dose jusqu'à 1 décigramme sans inconvénient.

Avant de quitter l'iode, nous ne devons pas omettre d'indiquer deux propriétés que, dans le cours de ses recherches, M. Magendie a reconnues à ce corps. La première est relative à la digestion, la seconde à la conservation des corps.

1° Le suc gastrique, comme on sait, est une liqueur tout à fait à part, et qui a, pour rôle principal, de dissoudre les matières azotées introduites dans l'estomac. La dissolution de ces matières peut s'opérer en dehors de l'économie, mais moins complètement. Dans ces digestions artificielles, en effet, on a beau laisser macérer de la viande dans du suc gastrique, elle ne s'y dissout jamais en totalité, et il reste toujours de petits filamens de fibrine, que l'on aperçoit facilement à l'aide d'une loupe, et souvent même à l'œil nu. Cette action du suc gastrique est due à l'acide libre et au ferment qu'il renferme. Voulant chercher à savoir si l'iode peut modifier en quelque chose cet effet, M. Magendie a mis, dans une première éprouvette, du suc gastrique naturel; et, dans une deuxième, du suc gastrique mélangé d'iode. Dans l'une et l'autre, il a ajouté un petit morceau de viande de bœuf cuite; après avoir donné à ces deux petits morceaux le même poids, et il les a tenus dans un verre d'eau, placé sur le poêle, habituellement chauffé, du laboratoire. Au bout de quelques jours, le petit morceau de viande de la seconde éprouvette était notablement plus altéré que celui de l'éprouvette où il n'y avait pas d'iode. Ne trouve-t-on pas ici une explication des observations faites généralement dans la pratique des médecins? Si l'iode active réellement l'action du suc gastrique, on comprend comment, en donnant plus d'activité à la digestion, il augmente l'appétit. Cet effet est dû non pas à l'iode lui-même, qui, dans ce cas comme dans les autres, est transformé, mais toujours à l'acide iodhydrique.

2° L'iode paraît avoir la propriété de conserver les substances animales. M. Magendie ayant mis de la fibrine dans une solution concentrée d'iode, cette solution, qui auparavant était d'un rouge presque opaque, se trouvait décolorée au bout de très peu de jours et n'avait plus l'odeur de l'iode. Mais aucune odeur de putréfaction ne s'y faisait sentir, tandis que la même quantité de fibrine, conservée pendant le même temps dans l'eau ou dans une solution peu concentrée d'iode, offrait manifestement tous les signes d'une putréfaction avancée. On a conservé encore dans l'eau iodée une morceau de rate, ce qui montre que cette préparation pourrait être employée à préserver les pièces anatomiques. Pour savoir jusqu'à quel point il serait possible de se servir de l'iode pour les embaumemens, M. Magendie a injecté dans le système vasculaire d'un lapin qui venait de mourir un gramme d'iode et un gramme d'iodure, en dissolution dans un quart de litre d'eau. Au bout de trois jours, il n'y avait aucune trace de décomposition; les yeux même étaient à peine ternes; la température extérieure était douce, et, sans la propriété conservatrice de l'iode, il y aurait eu certainement une putréfaction avancée.

A propos des vertus anti-putrides de l'iode, le professeur cite un fait intéressant : il avait voulu conserver les artères de bœufs égorgés, pour étudier les caillots de sang sous le rapport de leur rôle dans les hémorrhagies. Pour cela, il avait versé sur ces pièces une assez grande quantité de solution concentrée d'iode. La liqueur n'ayant pas perdu sa coloration, il avait pensé que la transformation n'avait pas eu lieu. Cependant, les essais qu'il fit de cette macération, avec l'amidon, lui montrèrent que cette transformation n'en existait pas moins. Il devait y avoir là une combinaison particulière de l'iode. Ce mélange a été traité avec le chlore sans que la couleur bleue se manifestât; il en a été de même avec les acides azotique et sulfurique. M. Magendie a consulté, à ce sujet, un célèbre chimiste, M. Pelouze, qui ne s'est pas bien rendu compte de ce qui pouvait s'être passé. Il est probable que la matière colorante du sang joue un rôle dans cette circonstance, car les globules, bien qu'altérés, existaient toujours. Quoi qu'il en soit, depuis cette transformation, l'iode conservateur ayant disparu, la putréfaction a commencé à se produire. Une portion de la liqueur précédente, évaporée à sec, au bain-marie, a donné, par un traitement à l'alcool et une nouvelle évaporation, de petits cristaux dans lesquels il a été facile de démontrer l'iode.

§ II. Du contact du fer avec le sang et quelques autres liquides de l'économie.

Après s'être occupé aussi longuement de l'iode, M. Magendie a fait porter ses recherches sur le fer. Comme l'iode, le fer ne peut être constaté dans le sang par les réactifs ordinaires. Que deviennent les préparations de ce métal quand elles pénètrent dans le corps? Il faut d'abord les suivre dans l'estomac et les intestins, car, là déjà, elles peuvent peut-être éprouver une décomposition. M. Wertiélus a montré que si de la limaille de fer, par exemple, est ingérée, il se forme, comme dans l'eau, un deutoxide. Dans les deux cas, de l'hydrogène en résulte. Lorsqu'on voit des jeunes personnes, faisant usage de fer, souffrir de l'estomac et avoir besoin de rendre des vents, cela tient sans doute au dégagement de l'hydrogène.

Que se passe-t-il maintenant quand on met un sel de fer en contact avec le sang? On sait que si, dans une dissolution aqueuse de lactate de fer, sel fort employé en médecine, on ajoute du cyanure jaune de potassium, il se manifeste une teinte bleue. Lorsque le même mélange est effectué dans le sérum du sang, au lieu de l'être dans l'eau, la teinte bleue est plus terne, et elle disparaît après un certain temps. De même que l'iode, du fer, administré comme médicament, subira donc une modification dès qu'il sera en contact avec le sang.

Il était curieux de constater ce qui pouvait se passer pour les globules du sang. Ces globules, comme on sait, contiennent beaucoup de fer; on en trouve 7 à 8 pour 100 dans la cendre provenant de leur calcination. Si on les dessèche et qu'on les traite par les réactifs du fer, par du cyanure de potassium jaune ou rouge, il ne se manifeste aucune réaction. Cependant, le fer s'y trouve, mais il est sous l'influence des matières organiques. Les globules jouent un rôle important dans le sang; au microscope, on ne voit dans ce liquide que des globules; ce sont eux qui, avec le liquide où ils roulent, composent le sang; mais leur étude est fort peu avancée; leur formation et leur destruction constituent une question fort obscure.

Il est un autre sel dont l'application est fréquente en thérapeutique, c'est l'*iodure de fer;* on y trouve les deux propriétés de ses élémens. Si l'iodure de fer est mis dans l'eau amidonnée, il y a réaction; dans le sérum du sang, il n'y en a pas; l'iode est donc masqué dans ce dernier. Mais si, à une dissolution d'iodure de fer dans le sérum, on ajoute du cyanure, il y aura une certaine coloration; en attendant un peu, le fer ne sera plus décelé par le cyanure. L'iode perd donc plus tôt sa propriété que le fer.

Les mélanges de sérum, l'un avec l'iodure de fer, l'autre avec du lactate de fer, conservés pendant huit jours, n'accusaient plus aucune trace de l'action des réactifs du fer. Quelle que fût la quantité du cyanure jaune de potassium qu'on y versât à cette époque, on n'apercevait pas le moindre trouble, et, cependant, l'on sait que ce réactif, en présence des sels employés, détermine instantanément dans l'eau distillée un précipité d'un très beau bleu. Le cyanure rouge n'a pu, non plus, déceler, dans ces liqueurs, aucune trace de métal. Il s'est donc formé quelque composé très stable, dans lequel le fer ne peut plus être manifesté par les moyens ordinaires. Jusqu'ici, M. Magendie n'a pu démontrer la nature de cette nouvelle combinaison. Il faut faire remarquer que le mélange du sérum avec l'iodure de fer est aussi insensible aux réactifs de l'iode, d'où il suivrait qu'il y aurait, dans ce cas, une double transformation. La connaissance que l'on a de l'une de ces transformations, amènera peut-être à la détermination de l'autre.

On a essayé sur le fer, comme pour l'iode, ce qui résulterait de son mélange avec l'urine. Si l'on met du lactate de fer avec ce liquide, et qu'on y ajoute du cyanure jaune de potassium, il se forme une couleur bleu-vert. A mesure que le contact se prolonge, la coloration diminue et disparaît.

§ III. Du contact des sels d'argent, de plomb et d'or avec le sérum du sang.

Les études précédentes ont été continuées sur les sels d'argent, de plomb et d'or. Ces médicamens, sans se comporter absolument comme l'iode, présentent cependant, quand on les soumet aux mêmes agens, des propriétés analogues.

Qu'on mette, par exemple, de l'*azotate d'argent* en contact avec du sérum, on observera une réaction instantanée, d'où résultera un précipité abondant. Si l'on cherche alors, à l'aide du chlorure de sodium, un des plus puissans réactifs de l'argent, à constater la présence du métal, on y parviendra facilement. Sans doute, l'existence dans le sérum des chlorures et des phosphates pourrait, jusqu'à un certain point, modifier ces résultats; cependant, il faut dire que les faibles proportions de ces sels dans la liqueur ne seraient pas capables d'y causer un précipité aussi abondant que celui que l'on observe; en second lieu, ce précipité ne ressemble point à celui qu'on obtient avec les mêmes substances employées pures. D'où il faut conclure que si les chlorures et les phosphates du sérum ont une part à la réaction qui se manifeste, la matière animale y est aussi pour beaucoup. Il est même à présumer qu'il se forme quelque composé de cette matière organique avec l'argent; c'est ce que paraîtrait confirmer la coloration ambrée ou bronzée que l'on observe sur la peau des épileptiques auxquels on a administré, à l'intérieur, du nitrate d'argent. Il s'opère, très probablement dans ce cas, une véritable transformation chimique, due à l'influence, à travers les tégumens, de la lumière sur le composé du métal. Cette coloration est variable et même n'est pas constante, ce qui indiquerait que la nature du composé qui se forme diffère suivant les personnes, et, partant, que les divers sérums n'agissent pas tous d'une manière identique. M. Magendie ignore si l'on a essayé d'analyser le sang des sujets soumis au traitement de ces sels ; ce serait une analyse curieuse à faire ; mais il est plus que probable que, comme dans son expérience, les propriétés de l'argent y seraient complètement masquées, et qu'on ne le retrouverait point à l'état métallique.

Le *plomb et ses sels* résistent mieux à l'action des matières animales. De l'acétate de plomb, par exemple, versé dans du sérum, n'y détermine qu'un léger trouble ; cela semblerait cependant annoncer qu'un nouveau composé s'est formé. Le sel, en effet, a été altéré, car il n'est plus sensible au sulfate qui, dans l'eau distillée, y manifeste clairement le métal. Mais l'acide sulfhydrique y fait naître instantanément le précipité noir si connu et si caractéristique ; ce qui indiquerait que la matière organique, en admettant que ce fût elle qui réagît, assez forte pour altérer quelques propriétés de l'acétate, ne le serait cependant pas assez pour le soustraire à l'action de réactifs énergiques.

Tous ces résultats sont bons à noter, parce que les sels de plomb sont d'un fréquent usage en médecine, et que l'on peut être tenté de les employer encore dans beaucoup de maladies. On sait que, dans un temps, on les avait conseillés chez les phthisiques, dans le but d'empêcher les sueurs abondantes qui les tourmentent. Il est donc rassurant d'apprendre que ces sels ne subissent pas, dans l'économie, de changement essentiel qui pourrait les rendre plus vénéneux qu'ils ne le sont déjà. D'un autre côté, le plomb est un de ces corps qui, par accident, entre très souvent dans l'organisme, comme cela arrive chez les peintres et autres ouvriers obligés de travailler au milieu d'une atmosphère chargée de vapeurs saturnines. Or, si l'on sait d'avance que ces vapeurs, qu'ils ont respirées, n'ont point subi dans le sang de transformation notable, ou si, une transformation légère ayant pu seulement avoir lieu, on connaît quelle est cette transformation, on sera sagement guidé dans le choix des contre-poisons à employer.

L'*or* se trouve à peu près dans le même cas que l'argent. Les sels de ce métal sont énergiquement décomposés par les matières organiques. Que l'on verse quelques gouttes de chlorure d'or dans du sérum, il se produit aussitôt un précipité très abondant. Il y a donc décomposition de ce sel, et ici ce ne sont point les chlorures ni les phosphates du sérum qui ont pu produire la décomposition ; ce ne peut être évidemment que la matière animale. Le chlorure d'or n'existe plus dans la liqueur, car les réactifs de ce sel n'en accusent pas la moindre trace. On pourrait donc, sous ce rapport, douter des résultats si merveilleux annoncés dans la Faculté de Montpellier, et dus à l'emploi des sels d'or contre les affections syphilitiques très anciennes, dites constitutionnelles. Des expériences attentives seraient nécessaires pour éclairer ce sujet.

§ IV. Du contact du brôme et du chlore avec le sérum du sang.

Nous allons maintenant rapporter quelques expériences tentées par le professeur sur deux corps qui, dans la chimie, sont, par l'analogie de leurs propriétés avec celles de l'iode, inséparables de ce dernier ; ce sont le *brôme* et le *chlore*.

Le *brôme* a, dans ces derniers temps, été employé en médecine à l'état de combinaison. On a été bien loin d'en être aussi satisfait que des préparations d'iode. Sa vapeur est caustique, très vénéneuse ; ce corps semblerait agir d'une manière fâcheuse sur le système nerveux, à tel point qu'un malade auquel on avait administré du bromure de potassium, se serait, dit-on, dans un accès de délire, jeté par la fenêtre. Toutefois, les essais qui ont été faits de ce médicament sont encore trop peu nombreux pour qu'on soit fondé à en conclure quelque chose. Il faudrait, auparavant, se bien rendre compte si, dans les cas où il a été donné, les accidens qui sont survenus étaient bien réellement dûs à son emploi, voir s'ils ne seraient pas les suites de la maladie elle-même ; et, pour cela, observer s'ils cesseraient de se produire dans des cas analogues, alors qu'on laisserait la nature agir seule. C'est par ce défaut d'expériences comparatives qu'il arrive souvent à des praticiens, du reste fort distingués, d'attribuer à certaines substances des vertus qu'elles n'ont pas. Souvent aussi des médicamens ont paru réussir, parce que, dans les cas où ils ont été employés, le mal avait une tendance naturelle à se terminer heureusement.

Il est assez difficile d'étudier et de déterminer les transformations que subit le brôme au contact des matières organiques, car on n'a pas pour le reconnaître des moyens bien sûrs. Son odeur et sa couleur, en effet, sont, pour ainsi dire, ses seuls caractères. Il y a bien une certaine propriété de l'éther qui peut, dans quelques cas, en manifester la présence, c'est celle d'attirer à lui le brôme dissous dans divers liquides, et de venir, coloré en rouge, surnager à la surface de ces liquides. Ainsi, que l'on verse une petite quantité d'éther dans de l'eau brômée, que l'on agite, puis qu'on laisse reposer, on ne tardera pas à voir une couche d'un rouge assez foncé se former à la partie supérieure, tandis que l'eau, qui occupera la partie inférieure, sera entièrement décolorée. Mais on conçoit que, lorsqu'il s'agit de liquides très visqueux ou fortement chargés de matières solides, l'éther, une fois mélangé avec eux, ne puisse plus s'en séparer et n'ait point assez de force pour leur enlever le brôme. Or, c'est le cas, comme on le verra, des liqueurs animales qui ont subi le contact de ce corps.

Voici, toutefois, ce que l'on peut observer, lorsque, dans du sérum, on verse de l'eau brômée. Il se produit aussitôt un coagulum très abondant de l'albumine, et, pour peu qu'on agite, la couleur rouge du brôme et son odeur si forte disparaissent vite et complètement. On doit en conclure que ce corps a été transformé. Mais ce serait à tort, probablement, que l'on invoquerait, à l'appui de cette conclusion, que l'éther, versé dans ce mélange, n'y détermine aucune modification; car ce dernier liquide, une fois mêlé au coagulum, ne peut plus s'en isoler, et le brôme serait-il libre que l'éther ne s'en séparerait pas. Si, sur ce mélange, on fait réagir de l'eau chlorée, il semble que l'odeur du brôme reparaisse et qu'on aperçoive une légère teinte jaune-rougeâtre, ce qui indiquerait qu'il s'est formé de l'acide bromhydrique, et que le brôme a reparu parce que le chlore s'est emparé de l'hydrogène de cet acide.

Il ne faudrait pas ajouter une trop grande foi à ce résultat, l'odeur du brôme étant assez difficile à distinguer en présence de celle du chlore, et la teinte que l'on obtient pouvant bien n'être due qu'à la couleur même de l'eau chlorée. Toutefois, cette expérience, d'une part, et, d'autre part, la grande analogie en général des réactions du brôme et de l'iode peuvent nous permettre de croire qu'il y a eu formation d'acide bromhydrique. Si ce ne sont là encore que des hypothèses, ce qu'il y a au moins de certain, c'est que le brôme en substance ne peut entrer dans la circulation, car il coagulerait aussitôt le sang, et la mort s'en suivrait inévitablement. Il résulte de cela qu'il doit auparavant subir une transformation et que ce n'est point à lui, par conséquent, qu'on doit attribuer les accidens qui ont été mentionnés, si tant est que ces accidens proviennent réellement de son emploi (1).

Le *chlore* réagit, comme le brôme et l'iode, sur les matières animales. Tout le monde sait que c'est pour cela qu'il est employé comme

(1) M. Magendie a voulu essayer aussi de conserver par le brôme les substances animales. Le brôme ayant une action caustique, il s'est formé au fond du vase une couche d'un rouge-noir; il ne faudrait en mettre qu'une faible quantité.

désinfectant. On en a tenté l'emploi en médecine bien avant que l'on connût même le brôme. C'est surtout dans ces derniers temps que l'on a cherché à l'utiliser dans certaines maladies. On s'en est servi, soit à l'état de gaz en le faisant respirer, soit à l'état de solution dans l'eau, en faisant avaler une certaine dose de ce liquide. Jusqu'ici, les résultats qu'on a obtenus n'ont pas été très favorables. Quelques médecins, cependant, prétendent en avoir fait usage avec succès.

Le chlore agit sur le sérum du sang avec beaucoup plus d'énergie que le brôme. Il en coagule instantanément l'albumine, et, aussitôt aussi, son odeur et sa couleur disparaissent. On ne peut douter, d'après cela, qu'il n'ait été transformé. L'expérience suivante confirme, d'ailleurs, dans cette idée, tout en mettant sur la voie de la transformation qui s'est opérée. De la teinture de tournesol, en effet, versée sur le coagulum, n'y est pas décolorée; or, on sait que le chlore libre décolore instantanément cette liqueur; de plus, la teinture rougit au bout de quelque temps, ce qu'on ne doit évidemment attribuer qu'à la présence d'un acide. Donc, premier point : le chlore a été transformé ; second point : il a été transformé en un acide. Quel peut être cet acide ? L'analogie du chlore avec l'iode doit porter à penser que c'est de l'acide chlorhydrique. Il est inutile de faire remarquer que, comme pour le brôme, la conclusion qu'il faut tirer de tout cela est que le chlore ne peut entrer en substance dans la circulation, et que, s'il agit favorablement sur l'économie dans certaines circonstances, ce ne peut être que par l'acide chlorhydrique auquel il donne naissance. Conséquemment, il vaut mieux faire directement usage de cet acide que d'employer le chlore, soit à l'état de gaz, soit à l'état de solution dans l'eau.

L'iode, le brôme et le chlore ont beaucoup d'analogie. La transformation de l'iode se fait en acide iodhydrique, celle du brôme en acide bromhydrique; le chlore enlève de l'hydrogène aux matières animales et se transforme en acide chlorhydrique; son affinité pour l'hydrogène est très grande. Ces faits, inconnus avant ces recherches, peuvent être considérés comme fondamentaux dans la physiologie chimique.

Il serait aussi utile qu'intéressant de rechercher l'action des différentes liqueurs de l'économie sur toutes les substances qui sont employées en médecine. Ce travail considérable, qui n'est pour ainsi dire qu'effleuré par M. Magendie, serait digne d'occuper toute l'attention d'un savant qui voudrait entrer dans cette voie de recherches.

§ V. Du contact des alcalis avec le sang.

Les acides et les alcalis, en présence des matières organiques, ne se comportent pas comme dans l'eau. L'expérience qui suit va en fournir un exemple : Dans un verre qui contenait de l'acide chlorhydrique étendu d'eau, M. Magendie plaça un petit morceau de craie (carbonate de chaux) ; à l'instant l'acide agit sur le corps et il se développa du gaz acide carbonique. Dans un autre verre qui contenait une infusion de matières organiques, acidulée par la même quantité d'acide chlorhydrique, il mit un semblable morceau de craie et aucun phénomène ne se manifesta. Ce corps n'était donc pas décomposé comme dans le cas précédent. Le résultat est le même avec du suc gastrique, bien que celui-ci soit acide. Que se passe-t-il alors ? Y a-t-il saturation de l'acide par la matière organique ? Mais la liqueur rougit le tournesol.

M. Magendie a voulu ensuite montrer ce que produit l'injection d'une liqueur alcaline sur un animal privé de vie : Immédiatement après la mort d'un lapin, il a poussé une certaine quantité de carbonate de soude dans ses veines. On l'a ouvert ensuite ; le sang était encore chaud et l'on voyait celui des poumons former, dans ces organes, la même altération que l'on va constater dans les injections faites sur le vivant.

Après ce premier essai, le professeur a introduit dans le sang d'un chien bien portant, une solution qui contenait 1 pour 100 de carbonate de soude. Le sang, dans ce cas, ayant perdu la faculté de se coaguler, l'animal est mort ; à son autopsie, le sang qu'on a retiré du corps était tout à fait liquide. Il n'était plus possible d'en extraire sa fibrine par les procédés dont nous avons parlé plusieurs fois ; on suppose qu'elle passe alors à l'état de sel, en se combinant avec le carbonate de soude. Le carbonate de potasse produit le même effet. Au sang ainsi altéré du chien qui a servi à l'expérience, M. Magendie compare un autre sang qui a été mélangé avec de l'eau, ce qui ne l'a pas empêché de se coaguler. Ce fait suffit pour démontrer que, dans les maladies, il y a une très grande différence entre le sang trop aqueux et le sang véritablement altéré. On a vu, dans le cours de ces leçons, comment un tel état du sang change le mode de circulation, dans le tissu capillaire des poumons surtout, et comment il en résulte le râle, l'engouement, le défaut d'oxygénation et la mort.

Cette même expérience a été plusieurs fois recommencée par le professeur, en variant les doses. Ayant injecté une dissolution de 20 grammes de sous-carbonate de soude dans les veines d'un gros chien, cet animal n'en fut pas notablement affecté, tandis que 11 grammes de bicarbonate de soude également dissous suffirent pour déterminer la mort. L'autopsie montra de larges plaques noirâtres sur les poumons et divers épanchemens séro-sanguinolens, surtout dans les plèvres. M. Magendie fait remarquer, à ce sujet, que, dans le sous-carbonate de soude, il y a 60 parties pour 100 d'eau de cristallisation, ce qui fait qu'il ne faut compter que sur 40 parties. Il n'en est pas de même dans le bicarbonate de soude, qui est presque entièrement composé de soude et d'acide carbonique. Il veut voir si ce dernier sel, qu'on administre dans beaucoup de maladies, se retrouverait dans le sang du chien qui a servi à la dernière expérience; pour cela, il y verse un peu d'acide nitrique, mais on ne remarque aucun dégagement d'acide carbonique. Il se propose de rechercher plus tard si les sels alcalins sont décomposés par les liqueurs animales.

L'étude de l'action de ces sels sur les liqueurs animales doit être de la plus grande importance, en raison de leur application fréquente en médecine. Certaines eaux minérales, celles de Vichy spécialement, en contiennent beaucoup. Ce serait à tort qu'on prétendrait que le sel de soude, qui se trouve dans ces eaux, étant le bicarbonate, son acidité empêche l'effet funeste que produirait le carbonate, car l'excès d'acide carbonique, qui se trouve dans ce sel, tend, sous la moindre influence, à l'abandonner, et il est très probable que le bicarbonate arrive dans le sang à l'état de carbonate; ce qui, du reste, porterait à le croire, c'est qu'on le retrouve dans les urines sous cet état. On allèguerait encore en vain que l'acide carbonique, venant à se dégager dans l'économie, y produirait un trop grand trouble et que, par cette raison, il est impossible que cela ait lieu, car on peut insuffler une très grande quantité de ce gaz dans l'estomac des animaux sans qu'il en résulte le moindre accident; on peut même impunément les gonfler et les distendre outre mesure, en poussant ce gaz dans le tissu cellulaire sous-cutané. L'acide carbonique introduit par la voie de l'estomac n'a aucun des effets toxiques qu'il produit lorsqu'il arrive par les poumons.

Ces considérations confirment dans l'idée que toutes les eaux carbonatées n'agissent que comme de véritables alcalis. M. Magendie raconte avoir été témoin des déplorables résultats qui ont été produits chez certaines personnes par l'emploi de ces substances. Il a vu, entre autres, un de nos plus illustres chimistes, voulant détruire des graviers d'acide urique qu'il avait dans la vessie, faire un usage prolongé et exclusif des boissons alcalines et en éprouver les accidens les plus graves. Il en était résulté une pneumonie chronique très fatigante et des taches à la peau, qui indiquaient assez que le sang avait été altéré. M. Magendie avait eu beau le prévenir des effets funestes de l'alcalisation de ce liquide, il n'en avait pas moins continué son traitement jusqu'à ce que des phénomènes inquiétans fussent venus enfin ébranler ses convictions. Bien que sa santé se soit aujourd'hui rétablie, elle n'est point encore ce qu'elle eût certainement été, s'il ne s'était pas soumis à une médication si exagérée. M. Magendie ajoute qu'il pourrait citer bon nombre de malades chez lesquels il a observé des purpuras et des engouemens pulmonaires, survenus à la suite d'un usage immodéré des alcalis. Que les personnes qui font usage des boissons alcalines, et entre autres des eaux de Vichy, s'écrie-t-il, soient donc bien prévenues de ces effets fâcheux, afin qu'elles ne soient point tentées d'en abuser. Nous pouvons rappeler ici ce qui a été dit des animaux dont on a alcalisé le sang par l'injection d'un sel de soude dans leurs veines, et chez lesquels la moindre blessure ne se cicatrise plus, faute d'un caillot qui puisse se former, si bien qu'ils meurent d'hémorrhagie.

Il serait à désirer que l'on recherchât avec soin quelle quantité de ces eaux peut parcourir le corps, en un jour, sans le fatiguer. Il y a des malades qui, à Vichy, en ont bu jusqu'à quarante verres; cette abondance est probablement plus nuisible qu'avantageuse. Il y aurait à étudier combien de carbonate est rendu par les urines par tant de litres d'eau ingérée, à examiner aussi le sang et à voir comment diminue sa puissance de coagulation à mesure que l'on force la dose. M. Magendie a tenté à ce sujet une expérience : Il a injecté dans les veines d'un chien assez robuste 10 grammes de carbonate de soude, sans qu'il en soit rien résulté. Il a renouvelé l'injection avec 20 grammes, et l'animal n'a semblé encore rien éprouver; le sang continuait de se bien coaguler. Cette expérience sera poursuivie. D'un autre côté, ainsi que cela a été dit, le professeur sachant, par de précédentes expériences, qu'il faut à peu près une quantité de carbonate égale à la centième partie de la masse totale du sang des animaux pour causer leur mort, il pourra, d'après la dose qui fera périr le chien, juger de la quantité de sang qu'il pouvait contenir. Ce résultat sera accessoire, sans doute, mais au moins assez curieux.

M. Magendie se propose encore de réintégrer le sang altéré par le carbonate de soude dans le même animal ou dans un autre bien portant, pour observer l'effet qui en résultera sur l'organisme. Il ajoute qu'on peut modifier sur le vivant les qualités du sang, suivant qu'on y injecte un alcali ou un acide. Il se forme alors des composés nouveaux d'où résultent des altérations diverses.

Conclusions relatives à la quatrième partie. — Les substances introduites dans le sang s'y comportent autrement que dans l'eau. Il y a, pendant la vie, des réactions particulières ; sous ce rapport, on ne peut assimiler le sang qui circule avec celui qui est sorti des vaisseaux.

Il est des substances qui, introduites dans le sang, en sortent rapidement sans s'y combiner, tel est le sel marin. D'autres substances passent à travers certains organes, et pas à travers d'autres ; c'est ainsi que l'iodure de potassium, qui franchit facilement la glande parotide, ne pénètre pas aussi bien dans la glande sous-maxillaire. Les sels de fer, seuls, ne passent pas par les glandes salivaires, mais ils y sont entraînés par l'iodure de potassium.

Certaines substances, ne se combinant pas dans le sang, peuvent se combiner avant d'y entrer et en en sortant, par exemple le prussiate de potasse et un sel de fer ; certaines autres peuvent se combiner au milieu du sang en circulation, comme l'amygdaline et l'émulsine.

De plus, une foule de substances sont transformées non seulement au milieu du sang, mais encore au sein de la plupart des liquides animaux : il faut citer l'iode, le fer, les sels d'argent, de plomb et d'or, le brôme et le chlore.

L'iodure d'amidon, mis en contact avec le sérum du sang, se décompose, puisque sa couleur bleue disparaît ; il en est de même avec une solution de fibrine, le fluide céphalo-rachidien, l'urine, l'eau de l'amnios, la salive, le suc gastrique, le suc pancréatique, le chyle, le liquide morbide d'une cavité séreuse, l'albumine de l'œuf, etc. La propriété de transformer l'iode appartient également au sang des animaux les plus inférieurs, et même aux substances organiques végétales ; mais elle n'appartient pas aux substances inorganiques qui font partie des corps organisés. L'iode, ainsi transformé, peut souvent être rendu à sa première combinaison au moyen des acides et du chlore.

Cette modification de l'iode ne tient ni à un alcali ni à un ferment ; mais elle est due à une matière organique. Cette modification consiste en ce qu'il se forme de l'*acide iodhydrique*, lequel n'a pas la propriété de colorer l'amidon.

Puisque l'iode se change au contact des liquides organiques en acide iodhydrique, il vaut mieux opérer ce changement avant de l'administrer, afin d'éviter sa saveur âcre et pénétrante.

L'iode active l'action du suc gastrique. Il conserve les substances animales.

Le lactate et l'iodure de fer se décomposent aussi dans le sérum du sang et dans l'urine. Il en est de même de l'azotate d'argent, de l'acétate de plomb, du chlorure d'or, de l'eau brômée et du chlore.

Les alcalis, en contact avec le sang, le liquéfient. Cela se voit aussi en injectant une liqueur alcaline dans le sang d'un animal. Il faut une plus grande quantité de sous-carbonate de soude que de bicarbonate pour tuer un animal, en raison de la grande quantité d'eau de cristallisation que contient ce dernier. Une trop grande abondance d'eaux alcalines peut altérer la santé en liquéfiant le sang.

APPENDICE.

En terminant son cours, M. Magendie s'excuse de n'avoir pas traité d'une manière complète, ainsi qu'il l'avait annoncé, des maladies dites contagieuses et des mesures quarantenaires. Son projet avait été d'examiner les résolutions prises par la conférence sanitaire internationale ; mais la réflexion et les circonstances lui ont fait modifier le plan qu'il s'était d'abord tracé. Le programme des travaux de cette conférence ayant été arrêté par le comité consultatif d'hygiène publique, dont il est le président, il se trouvait en quelque sorte lié aux mesures qui devaient être adoptées ; et, en second lieu, les délibérations de cette conférence n'ayant pas été rendues publiques, il eût été peu convenable, dans sa position, de les divulguer en les discutant. Au moment, d'ailleurs, où il finissait ses leçons, les résolutions de la conférence se trouvaient transmises à l'acceptation des diverses puissances qui y avaient pris part par leurs délégués ; le protocole était ouvert, suivant l'expression reçue en diplomatie, et il eût été hors de propos de formuler des critiques.

Toutefois, le professeur ne peut s'empêcher d'exprimer la pensée que tout réglement, relatif à des mesures sanitaires, devant reposer nécessairement sur la contagion ou la non-contagion des maladies au sujet desquelles ces mesures sont établies, il était indispensable de se livrer à des expériences préalables. Ce qu'il n'a pas cru devoir faire dans ce semestre, il le fera dans un autre. Il se propose de démontrer que les quarantaines ne peuvent modifier en rien les fléaux contre lesquels on les emploie, car on voit ceux-ci se transporter rapidement d'un pays à un autre, et même d'une partie du globe à l'autre, sans qu'aucune barrière puisse arrêter leur marche.

Bien qu'il ne veuille pas discuter ici la question de la contagion de la fièvre jaune, de la peste ou du choléra, il croit pouvoir, dès à présent, établir que ces maladies ne sont pas contagieuses, du moins dans le sens de la communication par simple contact. Il a de la peine à comprendre comment cette pensée peut déterminer les nations à s'imposer des entraves ruineuses pour leur commerce; il voudrait qu'on les éclairât sur leurs propres intérêts. Et pour cela, il lui semble que la conférence, au lieu de partir de la nécessité des quarantaines, aurait dû s'étudier à faire connaître les raisons qui prouvent leur complète inutilité. Sans doute, résoudre la question de la contagion de la peste, n'est pas chose facile; cependant, quelques essais ne pourraient-ils pas être tentés? Puisqu'on prétend que certaines marchandises sont de nature à la transmettre, ne serait-il pas possible de les faire manier, quand elles seraient dites contaminées, par des hommes qu'on établirait, par exemple, aux îles d'Hyères, après avoir bien constaté que cette maladie n'y existe pas? On verrait ainsi si la transmission a lieu.

Du reste, sur les lieux mêmes, la peste, pour les hommes compétens, n'est pas considérée comme contagieuse. Clot-Bey, qui a été longtemps à la tête du service médical d'Égypte, ne croyait pas à cette contagion. Quand il revenait de l'hôpital des pestiférés, il se mettait à déjeûner avec la plus grande sécurité; il embrassait son enfant sans craindre de lui communiquer la maladie. Sa femme, marseillaise de naissance, imbue cependant des préjugés de sa ville sur la peste de 1720, était arrivée, par le fait de l'exemple, à dissiper ses frayeurs.

Ces réflexions n'empêchent pas M. Magendie de rendre aux hommes éminens des nations méditeranéennes qui composaient la conférence, le tribut d'estime et de considération qu'ils méritent. Il n'ignore pas qu'en évitant de traiter la question de la contagion, ils ont eu pour but de faciliter leur entente, de ménager des préjugés enracinés, moins dans l'esprit des médecins et des consuls qui étaient réunis, que dans celui des gouvernemens qu'ils représentaient. Il sait aussi que des institutions séculaires ne se renversent pas en un instant, qu'il faut des transitions pour ménager tous les intérêts, et que c'était un grand point déjà d'arriver à des mesures uniformes dont le résultat peut procurer quelques avantages pour les transactions commerciales et les communications internationales. Mais, il n'en persiste pas moins à soutenir que la base sur laquelle on a prétendu s'appuyer est mauvaise, qu'elle a même fait défaut, car la question scientifique n'a pu être évitée et a prolongé la session de la conférence ; il reste enfin convaincu, que les résolutions de celle-ci ne pourront être appliquées d'une manière durable, et que l'on sentira constamment le besoin de vider les questions fondamentales par l'expérimentation.

FIN.

Paris.—Typographie FÉLIX MALTESTE et Ce, rue des Deux-Portes-St-Sauveur, 22.

Paris. — Imprimerie FÉLIX MALTESTE et Cᵉ, rue des Deux-Portes-St-Sauveur, 22.

52

www.ingramcontent.com/pod-product-compliance
Ingram Content Group UK Ltd.
Pitfield, Milton Keynes, MK11 3LW, UK
UKHW020206200726
13856UKWH00003B/1231